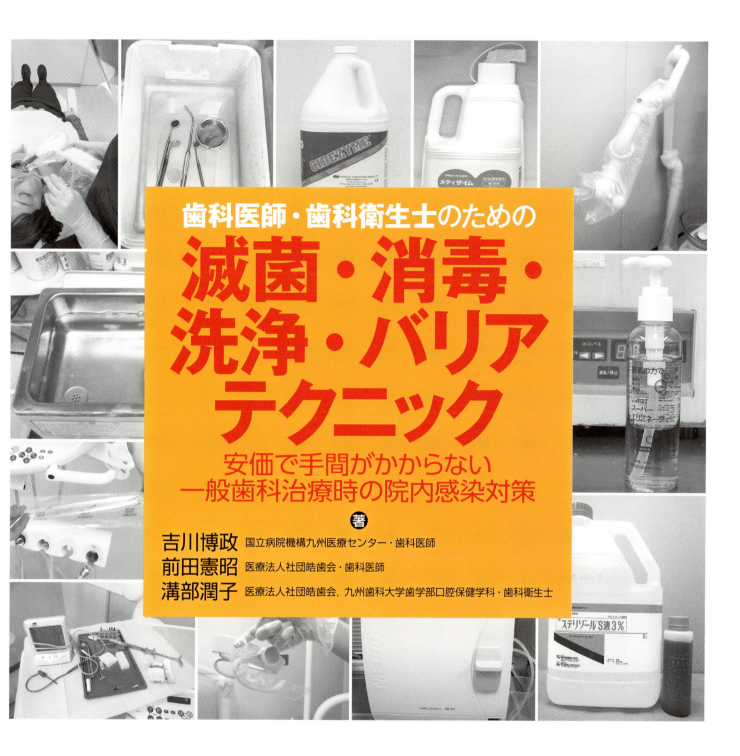

歯科医師・歯科衛生士のための
滅菌・消毒・洗浄・バリアテクニック

安価で手間がかからない
一般歯科治療時の院内感染対策

著

吉川博政 国立病院機構九州医療センター・歯科医師
前田憲昭 医療法人社団皓歯会・歯科医師
溝部潤子 医療法人社団皓歯会，九州歯科大学歯学部口腔保健学科・歯科衛生士

クインテッセンス出版株式会社　2018
QUINTESSENCE PUBLISHING

Berlin, Barcelona, Chicago, Istanbul, London, Milan, Moscow, New Delhi, Paris, Prague, São Paulo, Seoul, Singapore, Tokyo, Warsaw

本書のはじめに

　歯科医療は血液を含む唾液との戦いである．形成すれば歯肉縁下から出血，歯石除去を行えば歯肉から出血，抜随を行えば歯髄から出血，抜歯すれば当然出血がある．これだけ血液に接触する医療行為でありながら，診療室において感染症のチェックのため採血を行うことはほとんどない．問診で感染症の有無を記入してもらうが，患者が正確に申告するとは限らず，自分の感染症について知らない場合もあり，感染者か非感染者の区別がつきにくい状況で治療を行っている．以前から器具・器械，歯科医療従事者の手指を介しての交差感染のリスクが高いことが指摘されており，器具の滅菌・消毒，手洗いを含めた院内感染対策は非常に重要である．しかし，ハンドピースの使い回しの報道，患者ごとの手袋交換が不十分など，医療における歯科の感染対策の不備が指摘され，社会問題となっている．平成30年の歯科診療報酬改定では，院内感染防止対策が重点項目となっており，口腔内で使用した機器の患者ごとの交換，洗浄・滅菌の徹底が明記され，歯科初診料の引き上げとともに施設基準が新設された．

　筆者は歯科医師会・研究会・学会などで感染対策の講演・研修を行ってきたが，皆さん感染対策の重要性は認識しているが，「そうは言っても歯科治療で実際に感染が起こった事例は報告されていない」「昔はそこまでやってなかった」「保険点数が低く，感染対策に費用をかけられない」などの意見も多く聞く．しかし，感染対策は医療の根幹をなす部分である．医療は日進月歩であり，とくに感染対策にはその時代・時期での最新の考えをもとに行うべきである．

　本書では，滅菌・消毒・洗浄の基本的な考え・方法に加え，バリアテクニックにも重点を置いた構成となっている．歯科治療で使用する機器・器具は血液を含む唾液で汚染されるにもかかわらず，洗浄・滅菌が十分にでき

ないものが多い．とくに歯科ユニットは，血液を含む唾液で汚染された手袋で治療中頻回に接触するが，洗浄して滅菌できない（最近の歯科ユニットでは，ライトハンドルなど外して滅菌できるタイプもある）．米国ではHBV（B型肝炎）の交差感染症例も報告されている．「米国疾病予防管理センター（米国CDC）の歯科臨床における院内感染予防ガイドライン2003」では患者ごとのラッピングなどの表面バリアを勧告している．

　筆者の科でも，この勧告後にバリアテクニックを導入したが，最初は試行錯誤の連続であり，その方法に悩んでいたが，ガイドラインの著者の1人であるJennifer Cleveland先生が来日し，HIV研究会で直接バリアテクニックの話を聞く機会を得た．その後，工夫を重ねてバリアテクニックを発展させたが，ユニットの機種によって方法が困難なところもあって困っていたが，当時の厚生労働省HIV歯科医療体制整備班の班長である前田憲昭先生，歯科衛生士の溝部潤子さんよりいろいろ教えていただき，現在の安価で手間がかからないバリアテクニックを構築することができた．お2人には共著者として加わっていただき，今回，日本で初めてと思われるバリアテクニックにも重点をおいた感染対策の本を出版することができた．バリアテクニックは多くの歯科診療所で導入が進んでいるが，まだまだ不十分であり，この本が普及を図るうえでの手助けとなることを願っている．

　本書の執筆に際し，協力をいただいた九州医療センター歯科口腔外科の先生方，出版の機会を与えていただいたクインテッセンス出版株式会社，さらに編集，ご助言をいただきご苦労をおかけした板井誠信氏に心よりお礼申し上げます．

2018年4月

吉川博政

本書の活用方法

　本書は，歯科院内感染対策に必要な滅菌・消毒・洗浄・バリアテクニックについて，考え方と実際の方法を紹介したもので，**CHAPTER 1〜8** に分かれている．

　CHAPTER 1〜3 までは，歯科診療における院内感染対策の考え方，滅菌・消毒・洗浄の基本，**CHAPTER 4** で具体的な方法について述べている．

　その理論・方法は，基本的には日本歯科医学会厚生労働省委託事業に基づき作成された「一般歯科診療時の院内感染対策に係る指針」に則している．臨床現場に沿って筆者の考えで工夫・変更した点もあるが，読者が院内感染対策を理解しやすいよう，指針のＱ＆Ａに則した解説も述べているので，参考にして理解を深めてほしい．

　また，用語の意味を理解することは重要である．巻頭に用語解説も掲載しているのでご利用いただきたい．

　CHAPTER 5 からはバリアテクニックについて，その考え・具体的な方法を，写真を多用して説明している．バリアを実施していない診療所もまだあると思うが，わかりにくい場合は，**CHAPTER 7** で紹介している光照射器の方法を読めば，イメージが湧いてくると思う．細か

く解説しているが，診療室の環境，使用する歯科ユニット，機器・器具の種類によって方法も異なるので，基本的な考えを理解し，それぞれ工夫して実践してほしい．

　本書では，筆者が診療室で実際に使用している器具・材料を製品名・価格まで提示している．感染対策はコストとの戦いでもあり，いかにコストを下げて確実に行うかが重要なポイントである．本書に表記の価格はあくまでも参考価格であり，購入数・購入店によって変わってくるので，ご理解いただければ幸いである．

　さらに **lecture** では，ワクチン接種，感染症の話題，指針の一部を補足しているので，診療に携わる医療従事者を守る（個人防護）のためにも，正しい知識を身につけてほしい．

　感染対策は医療の根幹をなす部分である．院長先生，診療スタッフで話し合われ，スタッフ皆が共通の意識を持って，社会から歯科は汚い・危ないといわれないよう安全な医療のため，標準予防策を実践してほしい．

CONTENTS

本書のはじめに 2

本書の活用方法 3

本書を読み進めやすくするための用語の解説 7

PART 1　院内感染対策の基本

CHAPTER 1　歯科医院での感染予防は十分か？　盲点はどこか？ 10

1-1　スタンダードプリコーション 11

1-2　歯科医院における院内感染対策 11

1-3　一般歯科治療時の院内感染対策に係る指針 15

lecture 1　ワクチン関連のクリニカルクエスチョン──「一般歯科診療時の
院内感染対策に係る指針」に関連した本書での説明と資料① 17

CHAPTER 2　患者の「ゾーン」と，手袋による汚染の拡大 19

2-1　ハンドピースは汚染されている 19

2-2　患者の「ゾーン」 20

2-3　手袋 21

PART 2　洗浄・滅菌・消毒

CHAPTER 3　各器具・機器などに必要な洗浄・滅菌・消毒と，感染管理対策 ... 26

3-1　感染経路 26

3-2　歯科診療での「直接接触」への対策 27

3-3　歯科診療での「間接接触」への対策 28

lecture 2　スタンダードプリコーション（標準予防策）の盲点 36

CHAPTER 4　各器具の洗浄・滅菌・消毒のフロー 37

4-1　洗浄──洗える物はまず洗う 37

4-2　滅菌──高圧蒸気滅菌 39

4-3　消毒──グルタール製剤（高水準消毒剤） 40

lecture 3　診療室設備関連のクリニカルクエスチョン──「一般歯科診療時の
院内感染対策に係る指針」に関連した本書での説明と資料② 42

PART 3　バリアテクニック

CHAPTER 5　バリアテクニックの基本　44

- **5-1**　バリアテクニックとは　44
- **5-2**　滅菌・消毒が困難な「臨床的接触表面」とは　45
- **5-3**　どれくらい汚れているのか?　47
- **5-4**　臨床的接触表面の感染性　48
- **5-5**　臨床的接触表面に対するガイドラインと指針　49
- **5-6**　臨床的接触表面を中水準消毒できるか?　50
- **5-7**　バリアテクニックによる汚染防止効果はどれほどか?　52
- **5-8**　バリアテクニックの利点と欠点　52
- **5-9**　バリアテクニックに用いる材料と価格　53
- **5-10**　どこまでカバーすればよい?―診療室の環境整備との兼ねあい　56

CHAPTER 6　歯科ユニットのバリアテクニック　58

- **6-1**　ライトのバリア　59
- **6-2**　テーブルのバリア　64
- **6-3**　バキューム,3Way シリンジのバリア　72
- **6-4**　タービン・エンジンのバリア　78
- **6-5**　口腔外バキュームのバリア　83
- **6-6**　歯科用顕微鏡のバリア　85
- **6-7**　スピットンとユニット本体のバリアは?　88
- **6-8**　診療内容とバリアの領域・コスト　88
- **6-9**　バリア材の外し方と,外すときの注意　91
- **6-10**　バリアに用いる材料リスト　92
- **lecture 4**　技工関連のクリニカルクエスチョン―「一般歯科診療時の院内感染対策に係る指針」に関連した本書での説明と資料③　93

CHAPTER 7　歯科用機器・器具のバリアテクニック　94

- **7-1**　光照射器　94
- **7-2**　歯科用レーザー　96
- **7-3**　電気メス　97
- **7-4**　超音波スケーラー　98
- **7-5**　口腔内カメラ　98
- **lecture 5**　針刺し関連のクリニカルクエスチョン―「一般歯科診療時の院内感染対策に係る指針」に関連した本書での説明と資料④　100

目次

CHAPTER 8　そのほかのバリア・感染対策のテクニック，簡便な方法・道具 ……101

lecture 6　廃棄物関連のクリニカルクエスチョン―「一般歯科診療時の院内感染対策に係る指針」に関連した本書での説明と資料⑤ ……104

さくいん …… 105
著者略歴 …… 107

本書を読み進めやすくするための用語の解説

本書で使用されている用語，またその同義語を解説する．また，院内研修で使用できる資料のリンクも示す．

感染対策一般

CDC
centers for disease control and prevention．米国の「疾病管理予防センター」．ジョージア州アトランタに施設がある．米国のみならず，世界の感染症対策の中心的存在．Centers と複数形で示されているように，多数の研究組織から成り立っている．下記にCDCのロゴを示す．

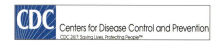

Isolation Precautions
周囲との接触で感染の拡大が危惧される期間，感染源を有する患者を整備された施設に隔離し，対応能力がある医療従事者が治療介護にあたること．1970年代アフリカでエボラ出血熱が流行したとき，standard precautions の浸透する前に使用された言葉．現在では，患者を隔離するという意味よりも，感染源に触れる機会を可能な限り制限することの意味と理解されている．なお，国際線の発着が認められている空港には，隣接して隔離施設が指定されており，検疫で必要と認められれば，入国前に隔離される．

PPE
personal protective equipment．個人的に使用される感染防御用具．ゴーグル，マスク，手袋などを意味する．処置の内容で用具の選択が変わる．

標準的院内感染対策，標準予防策
standard precautions．すべての患者に共通して実施する対策．器具や診療環境において，医療対象となる患者に「いかなる感染源も持ち込まないこと」と，さらに治療を行った患者から「いかなる感染源も持ち出さない」対策をいう．この対策の実施には，十分な準備・知識・行動力が求められる．医療の基本であり，医療が「感染の輪」に加わらないことを意味する．

感染の輪
chain of infection．**CHAPTER 3　図1**を参照．

交差感染
cross infection．他の患者や医療従事者などの人を介して，あるいは器具・環境を介しての感染．**CHAPTER 1** を参照．

ゾーン
zone．本書で使用する「ゾーン」は，患者が存在する空間（三次元的）の認識を示す．特別な材料で区域が設定されてはいないが，医療従事者が設定する仮想の障壁がゾーンである．説明するには，病院の手術室を想像すると容易．患者ごとに手術室が異なり，入り口を入ると，その個人のための個室となる．あるいは，病院の個室病室を考える．WHOでは，この個人の空間を出入りするのに5回の手洗いを基本としている．「Good Hand Hygiene」のHPから，WHOの推奨する手洗いの方法に関するスライドをダウンロードできる．院内研修で利用が可能．
http://www.goodhandhygiene.jp/basic/whohhguideline/

洗浄・滅菌・消毒

スポルディングの分類
Earle H Spauuding が1939年に論文として米国・フィラデルフィアのテンプル大学から提案した．臨床における危機の管理について，リスク管理の観点から，クリティカル，セミクリティカル，ノンクリティカルの3つのカテゴリー（分類）を提案した．

クリティカル
critical．リスク（危機）を強く意識する状態．直接的な意味は「もっとも危機的な」，そこから派生して「もっとも厳しい対応」と訳すことができるが，医学的には

「もっとも厳しい感染対策」，いい換えると「滅菌状態」を意味している．本書では「滅菌」レベルが必要であることを意味している．

セミクリティカル

semi-critical．厳しい感染対策．本書では「消毒」レベルが必要であることを意味している．

ノンクリティカル

non-critical．本書では「洗浄」レベルの対応が必要なことを意味している．

wash disinfector（WD）

器具除染用洗浄器．

バリアテクニック

バリアー，バリア，ラッピング

防御，境界．本書では「バリア」の表記を使用した．

カバーリング

被覆．

汚染

contamination．川の水の水銀汚染，大気のpm2.5の汚染と表現されるように，溶け込んだり，混じりあったりする場合に使用されることが多い．臨床では，体液に触れることは「暴露」と表現する．なお本書では，医療従事者が体液と接触することを「暴露」，機器が体液と接触した状態を「汚染」と表現している．

暴露

exposure．表面に付着すること．臨床では，健康な皮膚に付着しただけでは，体内に侵入できないが，傷のある皮膚の場合，あるいは粘膜に付着すると，露出している組織や，粘膜上の受容体を介して体内に侵入することができる．なお，体内に侵入しただけでは感染したとはいわない．侵入して増殖を始めると感染したと表現される．＊lecture 1「感染が成立する条件とは」の項を参照

環境表面

environment surface．診療環境を構成するさまざまな表面の総称．「臨床的接触表面」と「ハウスキーピング表面」の2つに分類されている．

臨床的接触表面

clinical contact surface．治療で触れることが避けることのできない器具や装置の表面．さらに，患者の体液に触れた手袋で触れる場所は，すべて含まれる．

ハウスキーピング表面

house keeping surface．医療環境を構成する診療室の壁・床・天井などの表面を意味する．場合によっては，患者の体液が付着する場合もあるので，定期的な薬品消毒が必要であるが，通常は，患者も医療従事者も積極的に触れる面ではない．バリアの対象にはならないが，治療の内容によっては，必要とされる場合もある．

同義語

chain of infection

「感染の輪」，**CHAPTER 3　図1**を参照．

clinical contact surface

「臨床的接触表面」を参照．

contamination

「汚染」を参照．

cross infection

「交差感染」を参照．

environment surface

「環境表面」を参照．

exposure

「暴露」を参照．

house keeping surface

「ハウスキーピング表面」を参照．

standard precautions

「標準的院内感染対策」「標準的予防策」を参照．

zone

「ゾーン」を参照．

PART 1
院内感染対策の基本

CHAPTER 1　歯科医院での感染予防は十分か？　盲点はどこか？

CHAPTER 1
歯科医院での感染予防は十分か？
盲点はどこか？

　歯科・口腔外科領域では，抜歯などの外科処置時はもちろん，歯の切削時・歯石除去時などに歯肉から出血があり，そのほとんどが観血的処置といっても過言ではない．これまで歯科医院で滅菌・消毒の必要性が認識されていない盲点となっている器具や場所はないだろうか？

歯科領域における感染のリスク

　歯科医院では，**患者の血液**（**図1a〜d**），**血液を含む唾液**に接触する機会が多く，医療従事者の感染や治療器具を介しての「交差感染」のリスクが高いことが以前から指摘されており，院内感染対策が非常に重要である．**唾液も汚染物質**なのである．

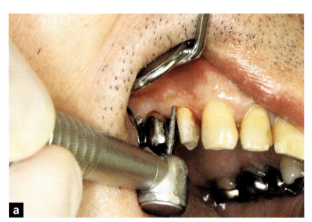
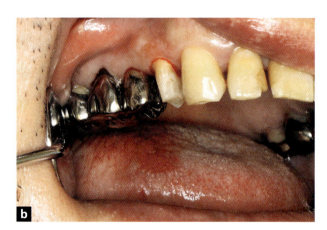
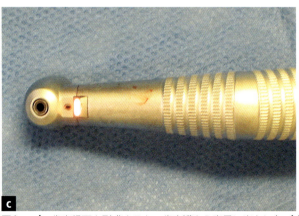
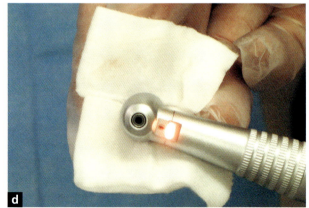

図1a〜d　歯肉縁下を形成すると，歯肉溝から容易に出血し（**a**，**b**），ハンドピースは血液で汚染される．清拭では細かい溝に入った血液を含む唾液は除去できない（**c**，**d**）．

PART 1 院内感染対策の基本

1-1 スタンダードプリコーション

危険度の定義

　針刺し・切創など，粘膜・皮膚損傷にともなう暴露時の感染率は，B型肝炎で30〜40％，C型肝炎で1.8〜3.0％，HIVでは0.3％程度である（**表1**）．歯科医院では，初診時に患者に問診票を記入してもらうが，すべての患者が自分の感染症について正確に記入するとは限らない．自分の感染症の有無について知らない場合もある．また，医科と異なり一般歯科開業医では，抜歯など観血的処置を行う場合でも，患者の全身状態・感染症の把握のために血液検査を行うことは少なく，患者が感染者か非感染者かの区別がつきにくい．したがって，歯科領域における感染対策は，**スタンダードプリコーション（標準予防策）**を基本とし，感染率の高いB型肝炎ウイルスを念頭においた対策となる．

スタンダードプリコーションとは？

　スタンダードプリコーションとは，感染症のあるなしにかかわらず，すべての患者に適応される感染対策であり，患者の血液・唾液を含むすべての体液（汗を除く），分泌物，排泄物，損傷のある皮膚，粘膜を感染の可能性

表1 危険度の定義．暴露1回あたりの感染率．粘膜や正常でない（傷があるなど）皮膚への飛沫・曝露量が多く，暴露時間が長いほど，危険である．* National HIV/AIDS Clinicians' Consultation Center 報告から

ウイルス		暴露1回あたりの感染率	
HBV	経皮的	e抗原陽性　30〜40％	
		e抗原陰性　1.5〜10％	
HCV	経皮的	1.8〜3.0％	
HIV	経皮的	0.3％	
	経粘膜	0.09％	

があるとみなして対応することである．感染経路としては，
①空気感染
②飛沫感染
③接触感染
④物質媒介型感染
がある．「接触感染」は医療関連感染でもっとも重要で，頻度の高い感染経路である．感染者から**直接伝搬する場合**と，手洗いが不十分，患者ごとに交換されなかった手袋が原因で起こる．また，血液や体液で汚染された医療器具や機材などによって伝搬される**物質媒介型感染**がある．

1-2 歯科医院における院内感染対策

院内感染の対策の指針

　歯科臨床における院内感染ガイドラインとしては，「米国疾病管理予防センター（米国CDC）の**歯科臨床における院内感染予防ガイドライン2003**」[1]が一般臨床の指標として長らく用いられてきた．しかし，2014年3月に日本歯科医学会により「**一般歯科診療時の院内感染対**

策に係る指針」が示された[2]．指針は
①医療従事者の防護関連
②器材などの滅菌・消毒関連
③診療室設備関連
④技工関連
⑤ワクチン関連
⑥針刺し関連

11

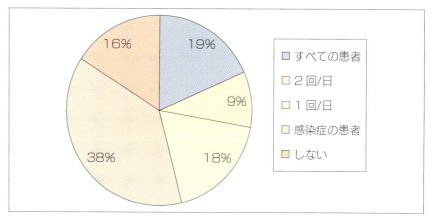

図2 ハンドピースの滅菌の頻度のアンケートの結果．各地域国立病院機構の医療センター歯科口腔外科より地域の歯科医師会を通じてアンケート調査を行い，1,415歯科医院(仙台，東京，名古屋，大阪，福岡)から回答を得た．＊吉川博政ら．日本エイズ学会誌 2008；10：41-48．

⑦廃棄物関連

について17の質問からなっている．そのなかの質問8にハンドピースの滅菌について「患者ごとにオートクレーブ滅菌するほうがアルコールなど消毒液を用いた清拭よりも，院内感染防止に有効ですか」の項目がある(後述**表2**)．筆者の調査では，ハンドピースの消毒をすべての患者ごとに行っている歯科医院は20%以下である(**図2**)．

ハンドピースはアルコールで拭けば十分か？

読者の皆さんは外食した際，お箸・ナイフ・フォークは洗ってきれいな状態でテーブルに置かれていることが当然と思うだろう．しかし，**図3**のように使用済みのお箸やフォークが洗われず，たとえばアルコールで拭かれたお箸やフォークが目の前に置かれたとき，それを皆さ

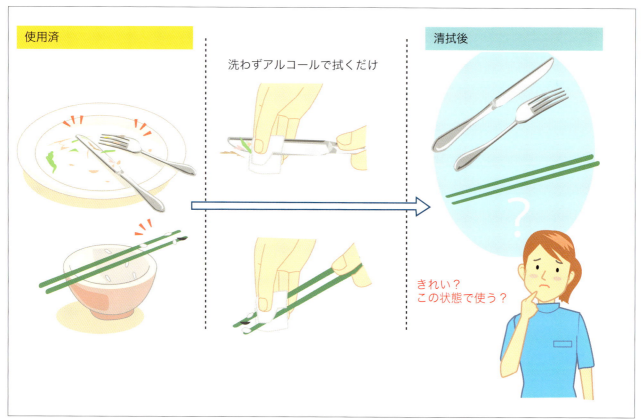

図3 使用済みのお箸やフォークが洗われず，アルコールで拭かれたものが目の前に置かれたとき，それを皆さんは使用するだろうか？

PART 1　院内感染対策の基本

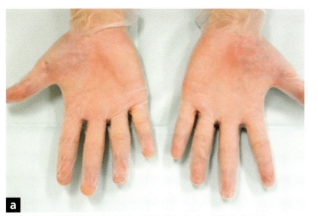
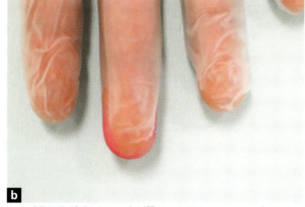

図4a, b　歯科領域の治療は，器具が小さく，鋭利な物が多く，知らないうちに手袋の先が破れたり，穴が開くことが多い．とくにプラスチック手袋は，ラテックスに比べ破損しやすい．染色液で染めてみると，赤色に染まっている．

んは使用するだろうか？　また，係の人に「アルコールで拭いているのできれいです」といわれたとき，皆さんは「それらは消毒液で清拭されたものなので，その店は衛生的」と思うだろうか．多くの人は，見知らぬ人が使用した物を，たとえアルコールで拭かれて出されても，きちんと洗って出してほしいと思われるだろう．血液の付いたハンドピースも同じようにアルコールで清拭してお口の中に入れられたとき，皆さんはどう思うだろう？

感染対策の基本

感染対策の基本は以下の4つである．

①**手を洗う**．擦り込み式消毒液は，エタノールを有効成分とする手指消毒剤である．強い殺菌効果を有し，病棟など患者に接する機会が多いが手洗い場所が少なく，血液で直接手指が汚染されない医療環境で多く使用される．しかし，感染対策の基本は手洗いである．歯科診療室では手洗い場も多くあり，まず診療後は手を洗い，その後に擦り込み式消毒液で手指の消毒を行えば万全である．

②**処置を行う際は，必ず手袋を装着し，処置が終われば手袋は外す．患者ごとに手袋は交換する．**　手袋はちょっとしたことで穴が開く．手袋を装着しての手洗いは，とくにプラスチック手袋では，手袋の劣化にともない穴が開きやすくなる（**図4a, b**）．

③**使用する器具・器械の消毒・滅菌は，洗えるものはまず洗って汚染物質を取り除き，それから消毒・滅菌へ**（CHAPTER 3, 4 参照）．

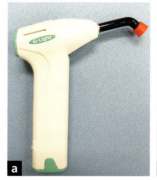
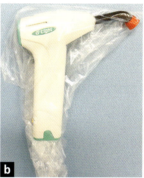
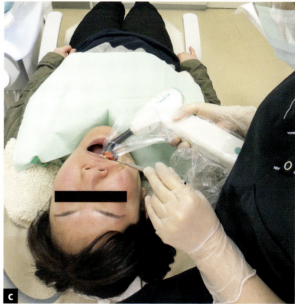

図5a〜c　光照射器は先端（ライトガード）が口腔内に挿入され，ホルダー部は手袋で触るため汚染される．カバーを行えば（**b**），直接触らずにすんで汚染されない（**c**）．

④**取り外せない・洗えない物はカバーをする**（バリアテクニック，**図5a〜c**，CHAPTER 5 参照）．

CHAPTER 1 歯科医院での感染予防は十分か？ 盲点はどこか？

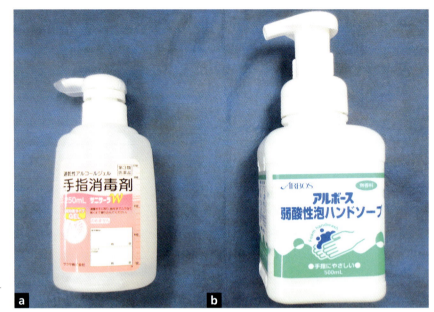

図6a 「サニサーラW ジェル」250mL・510円（サラヤ）．
図6b 「アルボース 弱酸性泡ハンドソープ」500mL・380円（アルボース）．

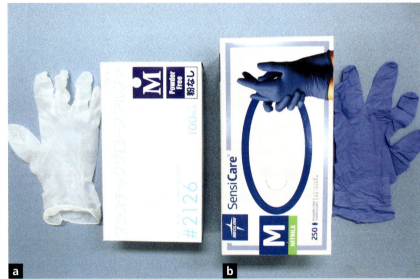

図7a 「プラスチックグローブアルファ」100枚入り・200円（1枚2円）（川西工業）．
図7b 「センシケア ニトリルグローブ」250枚・1,500円（1枚6円，メドライン・ジャパン）．

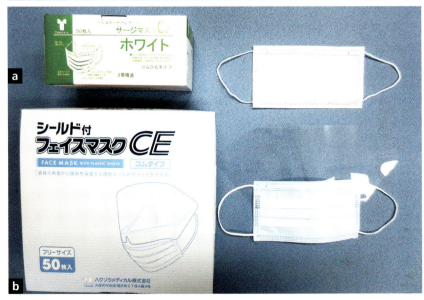

図8a 「タケトラ・サージマスク」50枚入り 190円（1枚約4円）（タケトラ）．
図8b 「シールド付きフェイスマスク」50枚入り 2700円（1枚54円）（ハクゾウメディカル）．

PART 1　院内感染対策の基本

院内感染対策はコストとの戦い

「歯科は診療報酬の点数が低いので十分に感染対策に費用をかけられない」との意見をよく聞くが，院内感染対策は医療の根幹をなす部分であり，診療報酬が低いので十分にできないとの理論は成り立たない．しかし，経費をなるべく削減し，効率よく感染対策を施す工夫が必要となる．物品の購入は，歯科材料店からの購入，通信販売，ネット販売を通じてコストの削減が可能である．

九州医療センター歯科口腔外科では，できるだけ物品は院内で規格を統一して大量購入したものを使用し，コストダウンを図っている（**図6〜8**）．

自分が患者であったらどう思うかを基本に，医学的根拠を基に，スタッフ皆で知恵を出し合って工夫すれば，低コストで簡便な院内感染対策が可能である．決して特別なことを行っているわけではない．院内感染対策は誰がやってもできるはずなのである．

1-3　一般歯科治療時の院内感染対策に係る指針

平成30年度診療報酬改定により，歯科外来診療における院内感染対策の推進が明記された．初・再診料の引き上げが行われるとともに，院内感染防止対策に関する施設基準の届出制度ができ，届出がない医療機関については初・再診料の算定において差が出てくることになった．

院内感染防止対策に関する「施設基準」の1つに「③ 口腔内で使用する歯科医療機器等に対する，患者ごとの交換や専用の機器を用いた洗浄・滅菌処理を徹底する等の十分な感染症対策を講じていること」と記述してある．この「十分な感染症対策」とは，2014年3月31日に発表された日本歯科医学会厚生労働省委託事業「歯科保健

医療情報収集等事業」の「一般歯科治療時の院内感染対策に係る指針」[2]に準じた対策ということになるだろう[3, 4]．この指針は，「一般歯科医師にとって関連が深く，日常臨床で重要であると思われる一般歯科診療時の院内感染の予防策に関する事項についてクリニカルクエスチョンを立案」し，「指針として現時点で有益な情報と思われる文献を基に，質問に対する回答と解説として，平易な言葉に書き直してまとめた」もので，本書もこの指針に則って解説をしている．

表2で，この指針で答えられているクリニカルクエスチョンと，それに対する本書での解説ページを示そう．

参考文献

1. Kohn WG, Collins AS, Cleveland JL, Harte JA, Eklund KJ, Malvitz DM ; Centers for Disease Control and Prevention (CDC). Guidelines for infection control in dental health-care settings--2003. MMWR Recomm Rep 2003 Dec 19 ; 52(RR-17) : 1-61.
2. 日本歯科医学会厚生労働省委託事業「歯科保健医療情報収集等事業」一般歯科診療時の院内感染対策作業班．一般歯科治療時の院内感染対策に係る指針．2014.
3. 厚生労働省医政局歯科保健課長．歯科医療機関における院内感染対策の周知について．医政歯発0904第2号．平成29年9月4日．
4. 厚生労働省医政局歯科保健課長．歯科医療機関における院内感染対策について．医政歯発0604号第2号．平成26年6月4日．

CHAPTER 1 歯科医院での感染予防は十分か？　盲点はどこか？

表2　「一般歯科治療時の院内感染対策に係る指針」[2]のクリニカルクエスチョンと本書のくわしい解説ページ.

テーマ	クリニカルクエスチョン	本書のくわしい解説ページ
1. 医療従事者の防護関連	【質問1】歯科診療時の手洗いは，消毒薬を含む洗剤を使用して行う方が，擦り込み式消毒薬を用いるよりも院内感染を防止することができますか？	→ **CHAPTER 1** 13ページ
	【質問2】歯科診療時の手袋は，全ての症例で使用し，かつ患者毎に交換する方が院内感染を防止することができますか？また，歯科衛生士や助手も手袋をした方がよいでしょうか？	→ **CHAPTER 2** 21ページ
	【質問3】歯科診療後，直ちに手袋を外し手指衛生後に，新たな手袋を用いて環境整備を行う事は，歯科診療に使用した手袋の上から速乾性手指消毒薬等を用いて手指衛生を行い環境整備を行う事と比べて院内感染，職業感染・血液曝露を含めて有効ですか？	→ **CHAPTER 2** 21ページ
	【質問4】すべての歯科診療において医療従事者がマスクや個人防護用具（メガネ，フェイスシールド等）を使用すると，使用しないよりも医療従事者の感染を防止することができますか？	→ **CHAPTER 2** 21ページ
	【質問5】歯科診療時に着用する術衣は，毎日交換する方が1週間毎に交換するよりも院内感染を防止することができますか？また，観血処置時は，通常の白衣の上に特別な術衣をつける方がよいのでしょうか？	→ **CHAPTER 3** 27ページ
	【質問6】口内法エックス線撮影（デンタル撮影）の際に，撮影者が汚染防止用カバーを付けたフィルムを使用すると汚染防止用カバーを付けないものに比べ撮影者を含めたスタッフの感染リスクを下げるのに有効ですか？また，同様にデジタルシステムのイメージングプレートでも汚染防止用カバーはその感染リスクを下げるのに有効でしょうか？	→ **CHAPTER 8** 101ページ
2. 器材などの滅菌・消毒関連	【質問7】歯科診療に使用するアルコール綿は，毎日診療前にその日の分を作製する方が，アルコールを継ぎ足しして使用するよりも院内感染を防止することができますか？	→ **CHAPTER 5** 51ページ
	【質問8】使用したハンドピースは，患者ごとにオートクレーブ滅菌する方がアルコールなど消毒薬を用いた清拭よりも，院内感染防止に有効ですか？	→ **CHAPTER 2** 19ページ
	【質問9】歯科治療に使用されたバー，ファイル，超音波チップなどの器具を超音波洗浄ならびにオートクレーブにかけると，超音波洗浄のみよりも院内感染を防止することができますか？	→ **CHAPTER 4** 39ページ
3. 診療室設備関連	【質問10】歯科用ユニットを患者毎に消毒薬で清拭，またはラッピングすると，しない場合に比べて院内感染を防止するのに有効ですか？	→ **CHAPTER 5** 44ページ
	【質問11】観血処置，歯・義歯の切削時に口腔外バキュームを常に使用すると，症例に応じて使用する場合と比べて感染のリスクの減少に有効ですか？	→ **lecture 3** 42ページ
	【質問12】歯科用ユニット給水系に毎日消毒薬を使用すると，使用しないよりも院内感染を防止することができますか？	→ **lecture 3** 42ページ
4. 技工関連	【質問13】アルジネート印象採得後，印象体を消毒薬で消毒すると流水下での水洗いよりも，院内および技工所の感染防止に有効ですか？	→ **lecture 4** 93ページ
	【質問14】技工物の製作過程で歯科医師と技工士が消毒に関する情報交換を行うことは，院内および技工所の感染防止に有効ですか？	→ **lecture 4** 93ページ
5. ワクチン関連	【質問15】歯科医療従事者がB型肝炎ワクチンを接種することにより，B型肝炎の発症を予防することができますか？	→ **lecture 1** 17ページ
6. 針刺関連	【質問16】局所麻酔用注射針を片手でリキャップすると，両手でリキャップする場合よりも針刺し事故の防止に有効ですか？	→ **lecture 5** 100ページ
7. 廃棄物関連	【質問17】歯科診療で使用したメスや針などは使用後直ちにユニット内で耐貫通容器に捨てるほうが他の廃棄物（ガーゼや綿花）と一緒に感染性廃棄物として捨てるより院内感染防止（職業感染・血液曝露）に有効ですか？	→ **lecture 6** 104ページ

PART 1　院内感染対策の基本

lecture 1　ワクチン関連のクリニカルクエスチョン
「一般歯科診療時の院内感染対策に係る指針」[1]に関連した本書での説明と資料①

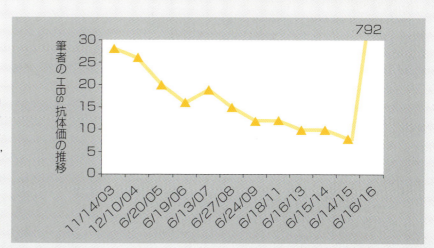

図1　厚生労働省「B型肝炎について（一般的なQ&A）平成18年版」は，1年に1回程度の頻度で免疫が持続していること（HBs抗体陽性）を確かめ，HBs抗体陰性の場合には，HBワクチンの追加接種を受けることを勧めている．筆者も毎年病院の健康診断にて抗体価のチェックを行っているが，抗体価は徐々に低下し，2015年の検査では陰性化していることが判明し，追加接種を受けて抗体価の上昇を確認した（2016年）．

歯科医療従事者がB型肝炎ワクチンを接種することにより，B型肝炎の発症を予防することができますか？――ワクチンで防ごうB型肝炎

B型肝炎ワクチンは，感染予防効果の高いワクチンであり，世界180か国以上で行われ，**医療従事者には必須**である．厚生労働省は2016年10月からB型肝炎ワクチンを予防接種法に基づく「定期接種」に位置づけ，2016年4月以降に生まれた0歳児は市町村負担で原則無料で接種できるようになった．すでにワクチン接種を受けている場合でも，1年に1回程度の頻度で免疫が持続していること（HBs抗体陽性）を確かめ，HBs抗体が陰性化している場合には，追加接種を受けることを勧めている．筆者も毎年病院の健康診断にて抗体価のチェックを行っているが，抗体価は徐々に低下し，2015年の検査では陰性化していることが判明し，追加接種を受けて抗体価の上昇を確認した（**図1**）．

治るようになったC型肝炎

C型肝炎は日本では190～230万人が感染していると推定されている．ウイルスが増え続けると，慢性肝炎，

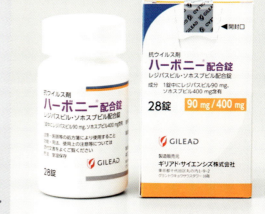

図2　C型肝炎治療薬．1日1回1錠の経口投与を12週間続ける．薬価は当初1錠8万円で話題となった．現在も1錠約5万5千円する．ただし，医療費の負担は公費助成にて最大で月2万円程度である．

17

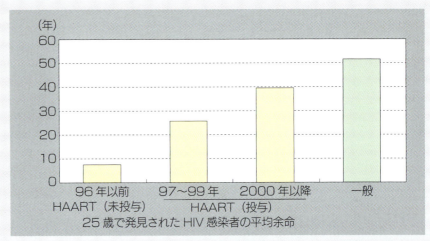

図3 2007年に発表されたデンマークでの有名な研究報告．強力な抗ウイルス療法（HAART，現在はART）にて現在の患者の平均余命は通常と変わらない．＊参考文献2より引用

肝硬変，肝がんへと進行する．これまでインターフェロン治療などが行われてきたが，治療薬の進歩にて飲むだけで体内のウイルスの100％排除が可能となり，C型肝炎はほぼ治る時代になった（図2）．

治療薬の進歩にて患者の生命予後が劇的に改善したHIV感染症

エイズを発症して不治の感染症として恐れられていたHIV感染症も，さまざまな抗HIV薬が登場し，現在では生命予後は通常と変わらないことが示されている．また，針刺し事故などの暴露時には，抗HIV薬の予防投与を受けることで，米国のデータでは医療者の職業的HIV感染が2000年以降報告されていない．日本でもこれまで暴露にともなう医療者のHIV感染の事例は起こっていない（図3）．

感染が成立する条件とは？

感染（表1）が成立する条件とは，①～④である．
①病原が移動する（蚊が媒介する，針刺し事故，飛沫）．
②適した環境（温度，湿度）があり，必要な病原の量がある．
③病原が宿主に侵入する
④病原が宿主の防御をはねのけて増殖する．

感染源の粒子のすべてが感染力をもっているわけではない．HIVの場合，ウイルス粒子1000個に1個の割合でしか感染力がない．感染力からみると，でき損ないが多いことになる．でき損ないが多いことは別の環境では役に立つ可能性も残っているが，この感染力のある粒子の割合が少ないことが，B型肝炎ウイルス・C型肝炎ウイルスと比較して暴露時・針刺し事故時に感染する比率が異なる要因の1つである

表1 ウイルス・原虫などの感染媒体・感染源（経路）．

媒体	疾患	ウイルス・原虫
蚊	日本脳炎 マラリア	RNAウイルス 原虫
飛沫	インフルエンザ 風疹 麻疹	RNAウイルス RNAウイルス RNAウイルス
血液	B型肝炎 C型肝炎 ヒト免疫不全（HIV）	DNAウイルス RNAウイルス RNAウイルス
唾液	EBウイルス HHSV8* ** サイトメガロ	DNAウイルス DNAウイルス DNAウイルス
食品・水	A型肝炎 ノロウイルス	RNAウイルス RNAウイルス
医療	すべての病原体	（絶対阻止するのが本書の目的）

＊ヒトヘルペスウイルス8型
＊＊カポジ肉腫

参考文献

1. 日本歯科医学会厚生労働省委託事業「歯科保健医療情報収集等事業」一般歯科診療時の院内感染対策作業班．一般歯科治療時の院内感染対策に係る指針．2014．
2. Lohse N, Hansen AB, Pedersen G, Kronborg G, Gerstoft J, Sørensen HT, Vaeth M, Obel N. Survival of persons with and without HIV infection in Denmark, 1995-2005. Ann Intern Med 2007; 146(2): 87-95.

PART 1　院内感染対策の基本

CHAPTER 2

患者の「ゾーン」と，手袋による汚染の拡大

他の患者で治療に用いて汚染されたものは，自分の治療には持ち込ませない．自分に使用して汚染されたものも他の患者の治療に持ち出さない．手袋から手袋，器具から器具への感染を防止することが必要である．

2-1　ハンドピースは汚染されている

口腔はもともと汚染領域のため，清潔・不潔の観念があやふやになりやすい．他人の唾液・食べかすが，ソースに入ると普通は嫌に感じると思われるが（**図1a，b**），歯科治療時はどうだろうか？

口腔内で使用した機器，あるいは口腔内に装着された技工物を口腔外で調整した場合も，その機器（タービン，エンジンのハンドピース）は汚染されたものと考える．ウイルス・細菌で汚染されている可能性があるので，**タービン，エンジンのハンドピースは患者ごとに交換・滅菌するのが基本**である．「歯削る機器7割使い回し」を報じる読売新聞の記事（**図2**）では，歯を削る機器を患者ごとに交換している歯科医療機関の割合は34％にとどまり，筆者の調査（CHAPTER 1 **図2**参照）でもすべての患者で交換するとの回答は20％程度である．問診のみでは，感染者か非感染者の区別をつけるのは難しい．なぜなら，

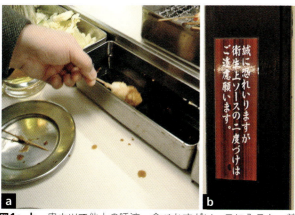

図1a，b　串カツで他人の唾液・食べかすがソースに入ると，普通は嫌に感じるだろう．
図2　「歯削る機器7割使い回し」を報じる新聞記事（読売新聞2014年5月18日）．

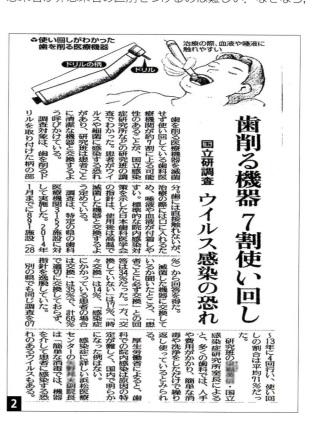

CHAPTER 2 患者の「ゾーン」と，手袋による汚染の拡大

患者は自分の感染を知らない場合や，知っていても正確に申告するとは限らないからである．同じ内容の記事が2017年7月5日の読売新聞yomiDrコラムにも掲載され，厚生労働省からも改めて同年9月4日の「歯科医療機関における院内感染対策の周知について」（医政歯発0904第2号）の通知が出されている．

2-2 患者の「ゾーン」

治療を行う歯科ユニットを，患者の「ゾーン」と考えてみよう．患者の「ゾーン」とは，歯科診療で歯科ユニットを含む診療室のことを意味する．

患者の治療の前・後

患者が「ゾーン」に入る前（**図3a**）は，汚染されたものはなく，診療の準備に手袋は不要である．

一方，診療が終わった後（**図3b**）は，そこに患者の血液・唾液を含む汚染された器具が残っている．「ゾーン」からこれらの汚染された物を持ち出す際は汚染物質に暴露しないよう，**手袋などの防御**を行う．そして，つぎの患者を迎えるため，**汚染物質を残してはならない**．

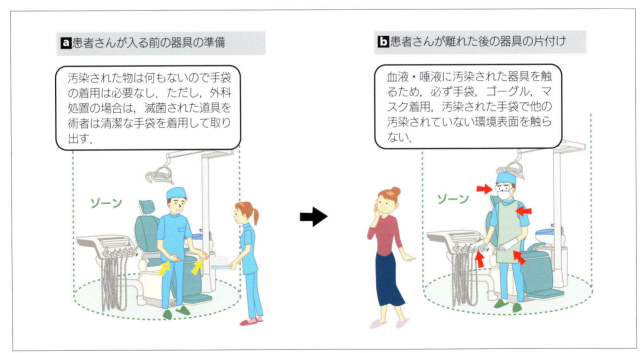

図3a 患者がゾーンに入る前は汚染されたものはないので，診療の準備に手袋は不要である．
図3b 診療が終わった後は，そこに患者の血液・唾液を含む汚染された器具が残っている．ゾーンから汚染された物を持ち出す際は，汚染物質で暴露しないよう，手袋などの防御を行う．そして，次の患者を迎えるため汚染物質を残してはならない．

PART 1　院内感染対策の基本

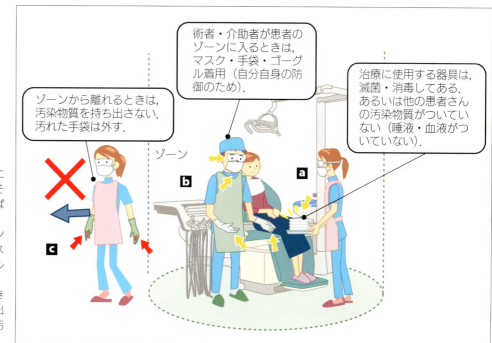

図4a　患者をゾーンのなかに迎え入れて治療を行う際は，その器具は清潔な状態でなければならない．
図4b　術者・介助者がゾーンに入る際は，防護のためマスク・ゴーグル（フェイスシールドマスク）・手袋を装着する．
図4c　ゾーンから離れるときは，汚染をゾーンの外に持ち出さないようにする．とくに，汚染された手袋は外す．

患者の治療時

　患者を「ゾーン」のなかに迎え入れて治療を行う際は，その器具は清潔な状態でなければならない（**図4a**）．また，術者・介助者が「ゾーン」に入る際は，防護のためマスク・ゴーグル（フェイスシールドマスク）・手袋を装着する（**図4b**）．

2-3　手袋

　手袋は，患者ごとに交換が原則である．たとえば病院の病棟では，各病室の入り口に手袋箱が備え付けられており（**図5a**），看護師など医療従事者は，病室を出る際は必ず手袋を外して，つぎの病室に入ることが徹底されている．
　手袋も最近はかなり価格が低くなっている（**図5b**）．ただ，手袋は破れるものである．歯科治療では細かい器具を使うため，知らないうちに穴が開いていることも多い．爪の間に唾液・血液が染みこんだ状態で，「手袋をしているので安全」と思い込み，手も洗わず仕事をしていると，自分への感染の危険性が高まることを認識する必要がある（**図6，7**）．

21

CHAPTER 2 患者の「ゾーン」と，手袋による汚染の拡大

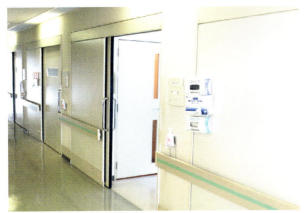

図5a たとえば病院の病棟では，各病室入り口に手袋箱が備え付けられており，看護師など医療従事者は，病室を出る際は必ず手袋を外して(病室内で廃棄して)，次の病室に入ることが徹底されている．

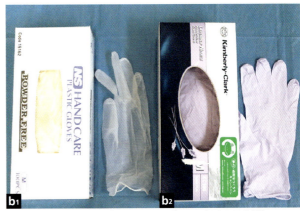

図5b₁ 「ハンドケアプラスチックグローブ」(日昭産業)：100枚199円 (1枚約2円)．

図5b₂ 「ニトリル検査用グローブ」(ハリヤードヘルスケア)：250枚1,500円 (1枚6円)．

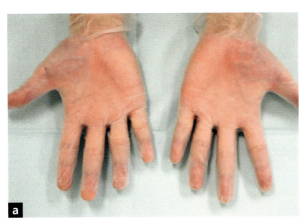

図6a, b 知らない間に穴が開いていることもある．**b** では指先が湿っているのがわかる．

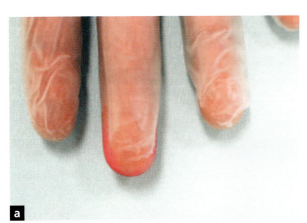
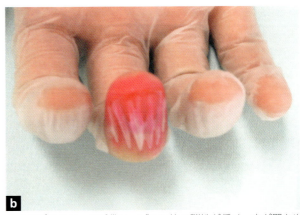

図7a, b 染色液で染めてみると指先が染まっており，穴があいている．とくにプラスチック手袋は，ゴムに比べ弾性が低く，穴が開きやすいので注意が必要．

22

PART 1　院内感染対策の基本

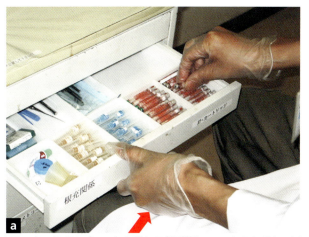
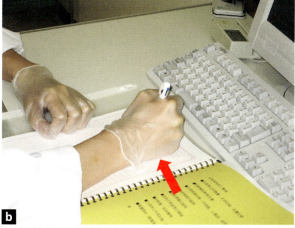

図8a, b　患者のゾーンから離れる（歯科用ユニットから離れる）ときは，手袋は外すことが基本である．汚染した手袋で色々な部位を触ると汚染を広げてしまう．

患者のゾーンから離れるとき ——手袋に注意

　患者の「ゾーン」から離れる（歯科用ユニットから離れる）ときは，汚染を「ゾーン」の外に持ち出さないようにする．とくに，**汚染された手袋は外すことが基本**である（**図4c**）．汚染した手袋で色々な部位を触ると，汚染を広げてしまう（**図8a, b**）．診療中に，**汚れた手袋でマスクやイスなどを触ってはならない**（**図9a〜c**）．

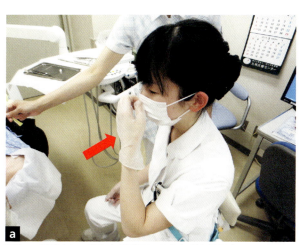

図9a　診療中に，汚れた手袋でマスクなどを触らない．

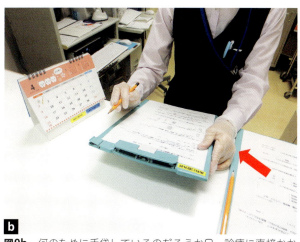

図9b　何のために手袋しているのだろうか？　診療に直接かかわらないときに手袋は必要ない．

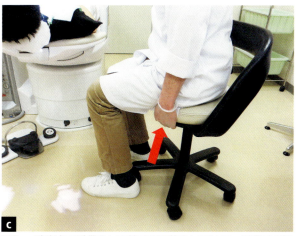

図9c　診療室で手袋をして椅子の調整をしていて，手袋での汚染が拡大することも多く，盲点になりがちである．

23

CHAPTER 2 患者の「ゾーン」と，手袋による汚染の拡大

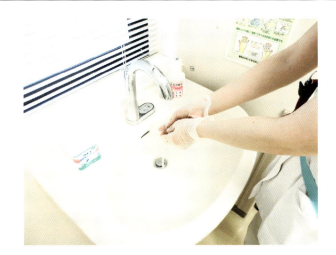

図10 手袋を装着しての洗剤を用いての手洗いは，手袋を劣化させ，穴が開いたり，亀裂が生じる．

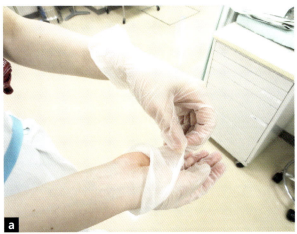

図11a 手袋を外すときは，汚れた手袋の片方で反対側の汚染された部分を持って，まず片方を外す．

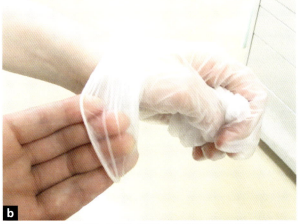

図11b つぎに，外したほうの指を反対側の手袋内側に入れて，汚染面を包み込むように外す．

　手袋を装着しての洗剤を用いて手洗いすると，手袋を劣化させ，穴が開いたり，亀裂が生じたりする（**図10**）．**手洗いは必ず手袋を外して行う**よう，注意が必要である．
　手袋を外すときは，汚れた手袋の片方で反対側の汚染された部分を持って，まず片方を外す（**図11a**）．つぎに，外したほうの指を反対側の手袋内側に入れて，汚染面を包み込むように外す（**図11b**）．

参考文献
1. Kohn WG, Collins AS, Cleveland JL, Harte JA, Eklund KJ, Malvitz DM ; Centers for Disease Control and Prevention (CDC). Guidelines for infection control in dental health-care settings--2003. MMWR Recomm Rep 2003 ; 52(RR-17): 1-61.

PART 2
洗浄・滅菌・消毒

CHAPTER 3　各器具・機器などに必要な洗浄・滅菌・消毒と，感染管理対策

CHAPTER 3

各器具・機器などに必要な洗浄・滅菌・消毒と，感染管理対策

歯科治療で使用する各々の器具・歯科ユニットには，どの「滅菌・消毒のレベル」が求められるのか，また，各「滅菌・消毒のレベル」では何が必要か，このCHAPTERでは示したい．

3-1　感染経路

歯科医院での感染管理対策を効果的に行うために必要なことは何だろうか．ひと言でいうと，対象となる細菌やウイルスにどのように対応すべきかを知ることが必要である．「米国疾病予防管理センター（米国CDC）の歯科臨床における院内感染予防ガイドライン2003[1]」によると，歯科医療現場では，サイトメガロウイルス（CMV），HBV（B型肝炎ウイルス），HCV（C型肝炎ウイルス），1型/2型単純ヘルペスウイルス，HIV（ヒト免疫不全ウイ

表1　感染経路．

①血液，口腔内分泌液，その他の患者由来物質との**直接接触**（接触感染）　後述 3-2 参照
②汚染物（器具，装置，環境表面など）との**間接接触**（接触感染）　後述 3-3 参照
③感染者から，咳，くしゃみ，会話などで放出され，短距離を飛散する，微生物を含んだ飛沫（飛散物など）の結膜・鼻腔・口腔粘膜での接触（**飛沫感染**）
④長時間空中を浮遊できる空気感染性の微生物の吸入（**空気感染**）

＊標準予防策は，血液・体液・排泄物・分泌物（汗は除く），損傷のある皮膚，粘膜との接触において適応される．唾液は，歯科感染管理においてつねに潜在的な感染性物質として扱われる．

ルス），ヒト型結核菌，ブドウ球菌属菌，レンサ球菌属菌や，口腔内や呼吸器に定着または感染症を引き起こすウイルス・細菌などの病原微生物の，

①**直接接触**（後述 3-2 参照）
②汚染物との**間接接触**（後述 3-3 参照）
③感染者から放出された飛散する微生物を含んだ**飛沫**との結膜・鼻腔・口腔粘膜での接触
④**空気感染**性の微生物の吸入

という**感染経路**を遮断し（**表1**），疾患の伝搬を防止することが，もっとも効果的な感染管理対策である，としている．つまり，「感染のチェーン」を断ち切ること（**図1**）

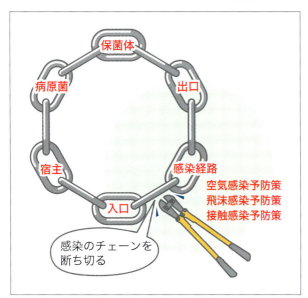

図1　歯科治療での感染予防策は，「接触感染」「空気感染」「飛沫感染」への予防策である．接触感染予防策では「直接接触」「間接接触」に対して感染のチェーンを断ち切ることが重要である．

PART 2　洗浄・滅菌・消毒

が重要である．これらを念頭に歯科治療時の接触感染を制御するために必要なことについて述べていく．

3-2　歯科診療での「直接接触」への対策

まず「直接接触」からは，職業感染予防策として可能な**ワクチンの接種**（たとえばB型肝炎ワクチンなど）を行うことで，自分を守ることができる（lecture 1 参照）．

標準予防策（スタンダードプリコーション）では，「自分」を守るために皮膚・粘膜への暴露を予防するため，**PPE**（個人防護用具，personal protective equipment）を行うことが重要としている．個人防護用具とは，ゴーグルあるいはフェイスシールド・マスク・グローブであり，必要に応じてディスポーザブルエプロンを着用する．なお，白衣は飛沫（エアゾルを含む）した唾液・血液で汚染されるため，毎日の交換が理想であるが，現場では難しい場合が多い．抜歯・抜髄・歯石除去などの観血処置時には，ディスポーザブルのエプロン（**CHAPTER 4 図3a, b**「ディスポーザブルプラスチックエプロン」オオサキメディカル）を白衣の上から着用すると，汚染（感染）防止に有用である．これらは医療従事者を病原微生物から遮断するバリアといえる．たとえば，雨に濡れないように傘をさすのと同じである（**図2**）．これらは着用者の結膜・鼻腔・口腔粘膜への接触を遮断する意味で着用されるため，使用後の脱衣時の暴露や脱いだあとの処理を怠ってはならない．また，診療中にゴーグルやマスクに触れることがないようにすることが重要で（lecture 2 参照），治療中の手袋を装着したまま周辺機器や器材などに触れると，汚染を拡大するという意識をもつことが必須である．

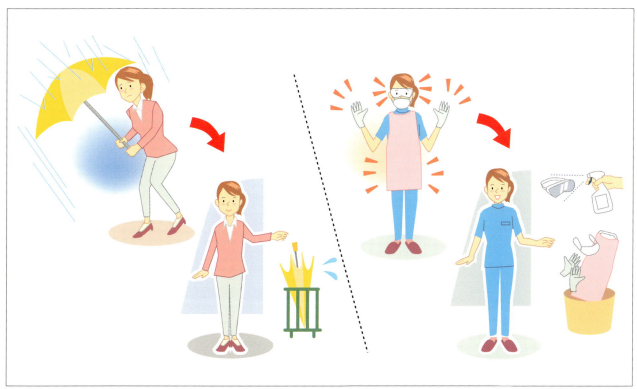

図2　PPE（個人防護用具，personal protective equipment）は，脱衣するときの操作に注意が必要．ディスポーザブルのものは，汚染した表面（患者や汚染源に触れた表面）を内側に巻き込むようにして脱衣し，廃棄する．ゴーグルは，流水で十分に洗浄してティッシュなどを使用して水滴を拭い，消毒用アルコールを噴霧して乾燥させ，再使用する．

CHAPTER 3　各器具・機器などに必要な洗浄・滅菌・消毒と，感染管理対策

3-3　歯科診療での「間接接触」への対策

「間接接触」の対象となるものは，**器具・装置・環境表面**である．OSHA（occupational safety and health administration：米国労働安全管理局）では，**歯科治療中の唾液は潜在性感染物質**として取り扱うように勧めている．器具・装置・環境表面を媒介した伝播は，医療従事者の手によって起こる．

器具・装置への対策

歯科治療に使用する器具の多くは使い捨てのものではなく，治療後の器具は，潜在性感染物質に汚染したものとして洗浄・消毒・滅菌処理され，チェアサイドのワゴンや器具棚などに保管される．とくに，パックされずに

「持ち込まない」対策

クリティカル
観血処置には，滅菌した器具を用いる

外科処置　抜髄　ポケット測定 歯石除去

上皮や粘膜を通過して直接体内に入る，または埋入される器具

ノンクリティカル
洗浄した器具を用いる

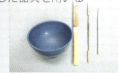
ラバーボール，スパチュラ

セミクリティカル
一般的歯科治療には，消毒以上の器具を用いる

検診　印象採得トレー　写真撮影用ミラー

傷のない粘膜に触れるが，直接体内に入らない器具

「持ち出さない」対策（再生処理）

歯科治療に使用した器具は，潜在性の汚染物として取り扱う必要がある．なぜなら，歯科治療時の唾液は血液が混入している可能性があるからである．

クリティカル
観血処置に使用した器具は，すべて滅菌対応とする

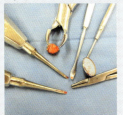

ノンクリティカル
使用した器具は，洗浄を行う

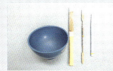

セミクリティカル
一般的歯科治療で使用した器具は，すべて消毒以上の対応とする

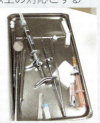

図3 感染予防対策には「持ち込まない」「持ち出さない」という2方向の視点をもつと，現在実施している院内の対策を見直すのに有効である．「持ち込まない」対策は，目前の患者に感染源への接触をなくす対応である．一方，「持ち出さない」対策は，治療中に接触した手や器具が他の患者に直接触れないようにする対応である．

保管する場合は，保管操作時に器具が汚染されることがないよう，手指消毒するか清潔な手袋を装着して保管操作を行う．洗浄・消毒・滅菌といった処理レベルの異なるものが直接触れることがないように，つねに，感染源を「持ち出さない」「持ち込まない」ことを意識した操作を行うようにする（**図3**，**4**）．

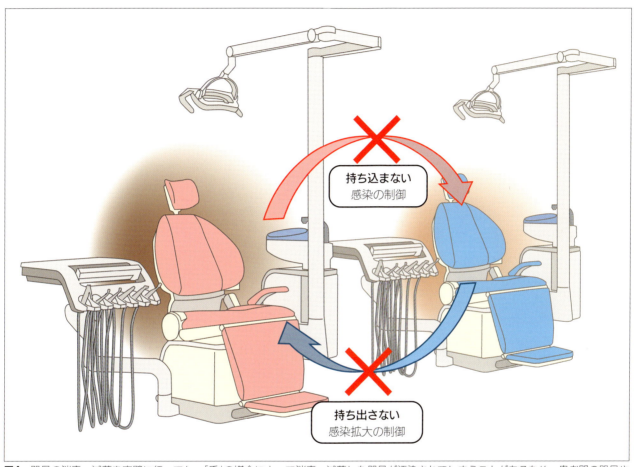

図4 器具の消毒・滅菌を完璧に行っても，「手」の媒介によって消毒・滅菌した器具が汚染されてしまうことがあるため，患者間の器具や器材の移動時に注意が必要である．

CHAPTER 3　各器具・機器などに必要な洗浄・滅菌・消毒と，感染管理対策

「スポルディングの分類」による器具・装置の分類

　器具・装置については，治療に準じて感染のリスクレベルで分類した**スポルディングの分類**をもとに対応すると処理しやすい．スポルディングの分類で器具は，「ク

リティカル」「セミクリティカル」「ノンクリティカル」に分類される（**表2**）．

　クリティカルに適応する器具は加熱滅菌で処理，セミクリティカルに適応する器具は中水準から高水準の消毒薬で対応する（**表2，3**）．「CDC ガイドライン」（米国・疾病予防管理センター，2003年），「日本歯科医学会・一

表2　スポルディングの分類（一部改変）．大まかには，外科的器具（つまり観血的処置）に使用する器具は，「クリティカル」として滅菌処理して準備する．そのほかの器具については，「セミクリティカル」対応とするが，クリティカル対応することは差し支えはない．

分類	必要な処置	定義	歯科関係の器具・装置
危険（クリティカル）	滅菌	無菌の組織や血管に挿入されるもの（手術器具，針など）	外科用器具（抜歯セットなど）インプラント手術器具リーマーなどのファイルスケーラータービンなどハンドピース切削用バー基本セット用インスツルメント（探針，エキスカなど）
中程度に危険（セミクリティカル）	高水準消毒（中水準消毒）	粘膜または健常でない皮膚と接触するもの（内視鏡，喉頭鏡，気管内チューブなど）	印象用トレー写真撮影用ミラー咬合紙ホルダー3Way シリンジ先端
危険でない（ノンクリティカル）	洗浄または低水準消毒	傷のない皮膚と接触するもの（リネン，食器，聴診器など）	印象用ラバーボールセメントスパチュラパルスオキシメーターなど

■「CDC ガイドライン」（米国・疾病予防管理センター，2003年），「日本歯科医学会・一般歯科診療時の院内感染対策に係る指針」（2014年）では，**ハンドピースは高水準消毒ではなく，患者ごとに滅菌処理が必要**とされている．
■セミクリティカルは高水準消毒が必要であるが，一部のセミクリティカル器具（たとえば，粘膜に接触する体温計）は中水準消毒でもよい．

表3　消毒水準分類と主な消毒薬．高水準消毒薬と中水準消毒薬の差は，細菌の芽胞を不活化できるかどうかである．消毒薬は取り扱いの注意が必要なので，使用方法を熟知して使用することが必要．

消毒の水準		主な消毒薬
高水準消毒	芽胞が多数存在する場合を除き，すべての微生物（HBV，結核菌を含む）を死滅させる	グルタールフタラール過酢酸
中水準消毒	芽胞以外の結核菌，細菌，多くのウイルス，真菌を殺滅する（HBV には効果弱）	次亜塩素酸ナトリウムポビドンヨードクレゾール消毒用エタノール（アルコール）
低水準消毒	一般細菌に効果	塩化ベンザルコニウムクロルヘキシジン

＊参考1　日本医科器械学会・監修，小林寛伊・編．改訂　医療現場の滅菌．東京：へるす出版，2013.
＊参考2　日本病院薬剤師会・編．消毒薬の使用指針　第3版．東京：薬事日報社，1999.
【補足】
■「殺菌」はどの菌をどの程度殺すのかの明らかな定義がない．「除菌」は細菌を取り除いて減弱することで，菌を殺すわけではない．そのため，消毒の分類としては用いず，この表の分類項目にも入っていない．
■電解次亜塩素水は，消毒効果は強いが，物性が不安定なため，エビデンスもなく，位置づけされていない．

PART 2　洗浄・滅菌・消毒

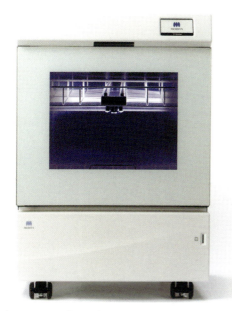

図5　ウォッシャーディスインフェクター．

表4　ウォッシャーディスインフェクター（WD）の効果．Ao値3,000以上のウォッシャーディスインフェクターを使用すると，中水準の消毒薬を使用した状態と同レベルの処理を行うことができ，消毒後の水洗・乾燥の手順が不要である．ただし，WDがAo値3,000の基準を満たしていない機種の場合は，予備洗浄レベルとして使用し，引き続き消毒などの手順が必要となる．

Ao値	温度（℃）	時間（分）
Ao値60	70	10（600秒）
	80	1（60秒）
	90	0.016（1秒）
Ao値600	70	100（6,000秒）
	80	10（600秒）
	90	1（60秒）
Ao値3,000	80	50（3,000秒）
	90	5（300秒）
Ao値12,000	93	10

Ao値：熱水消毒の条件を対数的死滅則を用いて80℃の熱水消毒に換算したもので，その等価消毒時間である．＊医療現場における滅菌保証のガイドライン2015．一般社団法人日本医療機器学会．より引用

表5　主なウォッシャーディスインフェクター．

製品名	問合先	Ao値
ウォッシャーディスインフェクターIC Washer	モリタ	3,000以上
歯科用器具洗浄／消毒システムミーレジェットウォッシャー（PG8591, PG8581, G7831）	白水貿易	3,000以上
ウォッシャーディスインフェクター　スティールコDS 50 DRS	エムエス	3,000以上
メラサーム10	ジーシー	3,000
自動ジェット式器具洗浄器　歯科用	パナソニック，ヨシダ	600

般歯科診療時の院内感染対策に係る指針」（2014年）では，**ハンドピース**は高水準消毒ではなく，**患者ごとに滅菌処理が必要**とされている．

　ただし，セミクリティカルに適応する器具は，消毒後に消毒薬を洗浄しなければならないことから，近年では**ウォッシャーディスインフェクター（WD）**を使用する医療機関が増えている（**図5**）．ウォッシャーディスインフェクターは，高温の水流で一定時間器具を洗浄する機械で，B型肝炎ウイルスを不活化できるAo値3,000を超える機種もあり（**表4，5**），**中水準レベル以上の消毒効果**を期待できる．ただし，ウォッシャーディスインフェクターは，処理したい器具に熱水が適切にかかることが必須であるため，庫内での器具の配置・重なりなどに注意する．また，**器具に付着した固形物（セメント，レジンなど）を除去したうえで，ウォッシャーディスインフェクター処理**をする．

　ノンクリティカルに適応する器具では，**低水準の消毒**レベル以上の消毒薬で対応して準備する（**表3**）．

汚染された器具・装置の処理時の注意点（図6）

　歯科治療時の器具は，潜在的に血液に汚染されたものとして処理することが前提である．

　使用後の器具は，「クリティカル・セミクリティカル」と「ノンクリティカル」に分け，お互いの器具が交差しないようにする．

クリティカル・セミクリティカルの対応

　使用後の器具の流れは一方向に順に行う．
①運搬
　汚染された（使用後）のクリティカル・セミクリティカルの器具は，それ以外のものに触れないよう運搬する．

31

CHAPTER 3 　各器具・機器などに必要な洗浄・滅菌・消毒と，感染管理対策

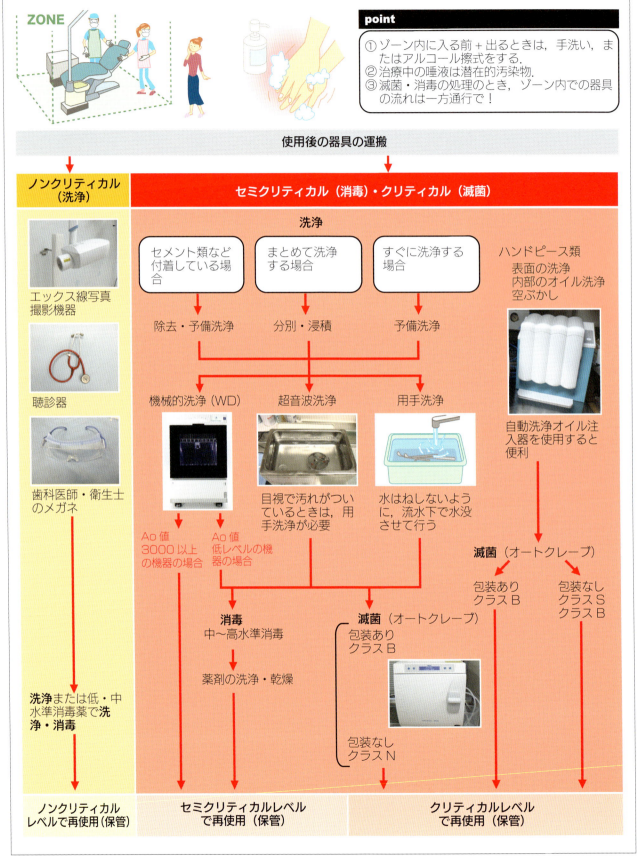

図6　診療後の器具のフロー．使用後の器具は，「クリティカル・セミクリティカル」と「ノンクリティカル」に分けて対応する．

PART 2　洗浄・滅菌・消毒

②洗浄（CHAPTER 4 も参照）

　洗浄の工程は，病原体数を減少させ（希釈），つぎの工程を効果的に行うために重要である．よって，すぐに洗浄できない（使用後に器具をためる＝浸漬する）場合は，下記の（1）からの工程に沿って行う．また，使用後の器具をためずに（＝浸漬しないで）洗浄する場合には，（2）の工程から行う．**ハンドピース類は，表面の洗浄後，内部を専用のオイルでスプレー洗浄したあと，滅菌処理**する（**図7**）．エアスケーラーなどの機種によっては，オイル洗浄を必要としないものもあるため，注意する．

（1）分別・浸漬

　器具の種類によって分別して浸漬する．浸漬の目的は，器具表面についた汚染物の乾燥の防止と，洗浄時のケガの防止である．そのため，同じような器具をまとめ，刃先の向きを一方向にして浸漬する．湿潤剤・血液凝固防止剤を含有した予備洗浄スプレー使用してもよい．

（2）付着物の除去・予備洗浄

　器具に付着した汚物は，ブラシやプラスチック製のス

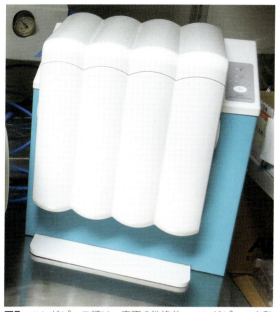

図7　ハンドピース類は，表面の洗浄後，ハンドピース自動注油機器「クアトロケアプラス　2104」（カボデンタルシステムズジャパン）などで内部を専用のオイルでスプレー洗浄したあと，滅菌処理する．

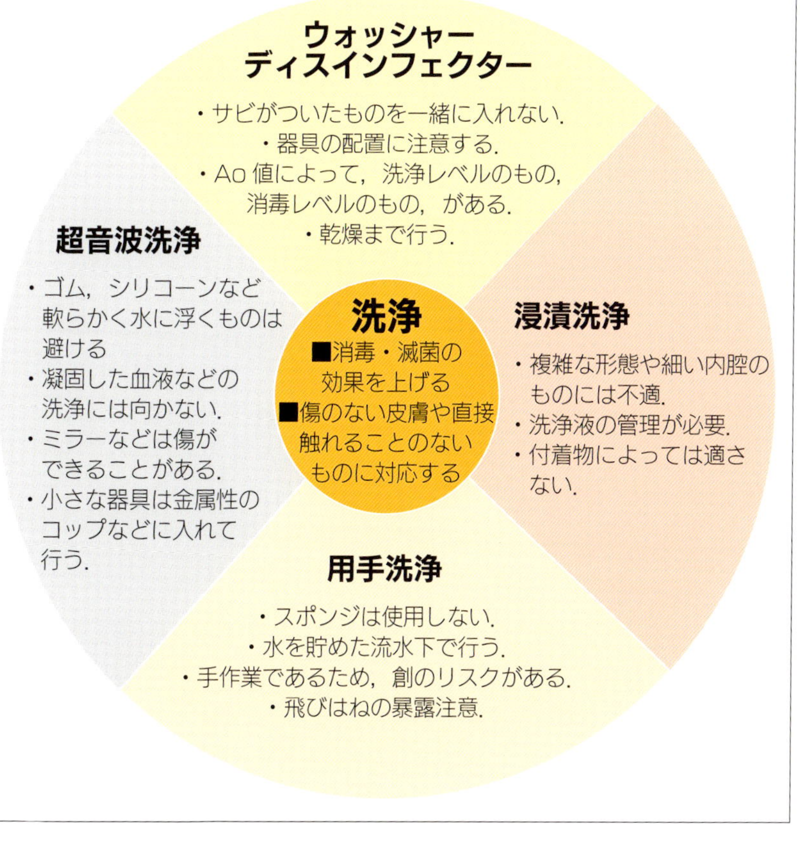

図8　洗浄方法の特徴．洗浄は，つぎの工程の準備として行われるため，重要な工程である．それぞれの特徴から適切なものを選ぶとよい．

33

パチュラなどを使用して除去する．金ブラシを使用すると，金属表面を傷つけ，錆の原因になることがあるため，注意する．合着用セメント類など硬化すると除去しづらいものは，チェアサイドで除去しておく．またバキュームは，使用後水をコップ1杯程度吸引させておくとよい．

（3）本洗浄

本洗浄の方法は，用手洗浄・超音波洗浄・自動洗浄（機械的洗浄，ウォッシャーディスインフェクター〔WD〕）がある．図8を参照に，適切な洗浄方法を選択する．用手洗浄時は，流水しながら溜水をして行う．専用の厚手の手袋を装着して洗浄を行うようにする．

ウォッシャーディスインフェクターを使用する場合は，処理後の器具をその消毒レベルのまま再使用できるため，汚染物に触れた手（手袋装着）で操作ボタンなどを触らないようにするか，バリア材を用いてカバーしておくと，汚染を減らすことができる（CHAPTER 5，6参照）．

ウォッシャーディスインフェクター（機械的洗浄）を使用する場合は，Ao値のレベルによって対応が変わる．Ao値3,000以上のものは，処理が済めば，その状態でセミクリティカルレベルの器具として再使用することができる．Ao値が3,000未満の場合は，スポルティングの分類に応じた処理（消毒・滅菌）を行い，再使用する．

③消毒（CHAPTER 4も参照）

消毒は3要素（濃度・時間・温度）を適切に守ることで効果が維持できる．よって，使用薬剤に定められた用法・容量を確認して使用する．使用時の注意として，

①希釈して使用する消毒剤は大量に作り置きすることは避け，必要時に必要な量を調整する．その際，希釈に水道水が適切でないものもあるため，用法を確認して調整する．

②希釈した消毒剤は，乾燥や紫外線の影響を避けるため，蓋のある容器を使用する．

③必要な浸漬時間を守るため，容器か周辺に消毒の開始時間がわかるようにしておく．

④浸漬する器具は，消毒剤の効果を損なわないようにするため，付着物を除去，乾燥した状態にする．

⑤消毒剤は，ターゲットとなる微生物（抗微生物スペクトル）があるため，使用する消毒剤がどういった微生物に効果があるのかを確認して適応範囲から選択する．

④滅菌（CHAPTER 4も参照）

滅菌とは，物質中のすべての微生物を殺滅または除去することである．歯科治療では，クリティカルレベルを指し，観血的処置時の器具などに適応する．歯科治療時の唾液を潜在的汚染物とするため，多くの器具が対象となる．滅菌処理は，加熱法・ガス法・放射線法・濾過法がある．歯科医院で一般的に使用されているのは，加熱法の高圧蒸気滅菌器（オートクレーブ）である．オートクレーブは，重力加熱式高圧蒸気滅菌器（クラスN・クラスS），真空脱気プレバキューム式高圧加熱滅菌器（クラスB）があり，クラスNが一般的に使用されている．クラスNの機器での滅菌は非包装で行うため，保管が難しく，クリティカルレベルの器具として日を超えて使用することは避ける．いずれも，器具は洗浄後に乾燥させてから，滅菌処理を行う．

ノンクリティカルの対応

使用後すぐに中水準消毒薬を使用し，洗浄・消毒をすることで，ノンクリティカルのレベルで再使用可能である．

環境表面への対策

環境表面については，CDCガイドラインに準じて，「ハウスキーピング表面」と「臨床的接触表面」にわけると，対応しやすい．

ハウスキーピング表面とは，疾患の伝播リスクが限られている床・壁・シンクなどである．ただし壁は，汚染が明確なときには汚染物を除去後，中水準消毒薬で消毒する臨床的接触表面の対象となる．

臨床的接触表面とは，歯科治療中の噴霧や飛散物が直接付着するか，術者や補助者の手に付着した患者由来の物質が接触する場所である．ライト，歯科ユニットに附属するスイッチやハンドル，エックス線撮影装置などである．

①ハウスキーピング表面への対応

ハウスキーピング表面へは，洗剤と，水あるいは医療用消毒薬／洗剤を使用する．洗浄は，洗浄液およびモッ

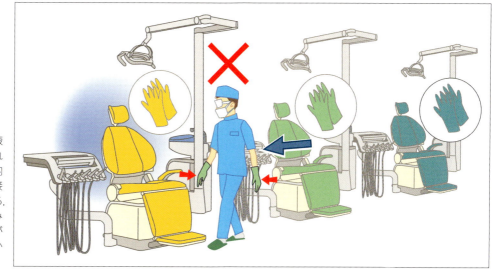

図9 歯科医療では患者の唾液は潜在性の感染物であるとされていることから，患者の口腔内に触れた「手」で環境表面への接触を制限する工夫が必要である．ユニット単位で色分けをしてみると，器具と同時に手・手袋が汚染を媒介していることがわかる．

プや雑巾を使用する．モップや雑巾の使用後は，ディスポーザブルを使用して捨てるか，洗浄後に乾燥させることが大切である．ただし，明らかに血液が含まれたものによって床などを汚染した場合は，ただちに除去したのち，消毒を行う．スピットンは，ノンクリティカルレベルであるため，専用の洗浄用セットを準備して行う．ブラシタイプは，水はねすることがあるため避ける．

②臨床的接触表面への対応

バリア（CHAPTER 5 で後述）を装着することによって，使用後の洗浄や消毒を行わなくてもよい． バリアを使用しない場合は，HIV・HBV に対する効果がラベル表示されている中水準の消毒薬（日本では，HIV・HBV に効果のある消毒薬は，中水準消毒薬のアルデヒド系・塩素系・アルコール系）を用いて，表面を洗浄・消毒する．

③環境表面の汚染を広げない工夫

診療環境下では，医療従事者の「手」が媒介になって感染を広げてしまうことは周知のとおりである．つまり，「持ち出さない」「持ち込まない」という対応（**図3，4**）が必要であることを意味している．

歯科医療では患者の唾液は潜在性の感染物であるとされていることから，患者の口腔内に触れた「手」「手袋」で環境表面への接触を制限する工夫が必要である．ユニット単位で色分けをしてみると，器具と同時に手が汚染を媒介していることがわかる（**図9**）．ユニットを離れるときにそれまで着用していた手袋は外すことで，「持ち出す」「持ち込まない」ことが徹底できる．

手洗いのタイミングは，
①患者に触れる前（治療器具の準備の前）
②清潔・無菌操作の前（治療の直前で手袋着用の前）
③口腔に接触した後（歯科診療の補助・スケーリングなどの手袋を外した後）
④治療に使用した器具に接触した後（手袋を外した後）
⑤患者の周辺の物品に触れた後（歯科医療従事者が素手で触れるエリアに触れた後）
である．

参考文献

1. 満田年宏・監訳．歯科医療における感染管理のための CDC ガイドライン．東京：国際医学出版社，2004．
2. 日本医科器械学会．鋼製小物の洗浄ガイドライン2004．病院サプライ 2004; 9 (1).
3. 一般社団法人日本医療機器学会．医療現場における滅菌保証のガイドライン2015．日本医療機器学会，2015．
4. 一般社団法人日本医療機器学会滅菌技師認定委員会．洗浄評価判定の指針を調査・作成するための検討WG．洗浄評価判定ガイドライン 2012年8月．日本医療機器学会，2012．
5. 医療機器管理業務検討委員会．医療機器を介した感染予防のための指針：感染対策の基礎知識2016. February．日本臨床工学技士会，2016．
6. ICHG 研究会，ほか・編．新・歯科医療における新感染予防対策と滅菌・消毒・洗浄．東京：医歯薬出版，2015．

CHAPTER 3　各器具・機器などに必要な洗浄・滅菌・消毒と，感染管理対策

lecture 2　スタンダードプリコーション（標準予防策）の盲点

エボラウイルス感染でわかったスタンダードプリコーションの盲点

　2014年にウガンダで再勃発したエボラ出血熱は，28,000人以上の患者と11,000人を越える死者を出した．医療従事者も多く感染し，2015年4月22日付けのWHOレポートでも，医療従事者の感染者が865名，死者が504名（死亡率58.4％）であった．感染の原因として，ゴーグル・マスク・全身防護衣などを着用していたが，その主たるものは，患者に触れた後のガウンを脱ぐときの注意であった．つまり，スタンダードプリコーションの不十分な認識，誤解のため，汚染された部分が体の一部に触れて感染していたのである．詳細な米国CDCの調査[1]が，スタンダードプリコーションの徹底実施を奨励した結果，医療従事者の感染は劇的に減少した．

　まちがったことを覚えてはいないか，他の人からのチェックが必要なので，皆で話し合い，時々スタッフ同士でまちがったやり方で行っていないかチェックしよう（図1）．

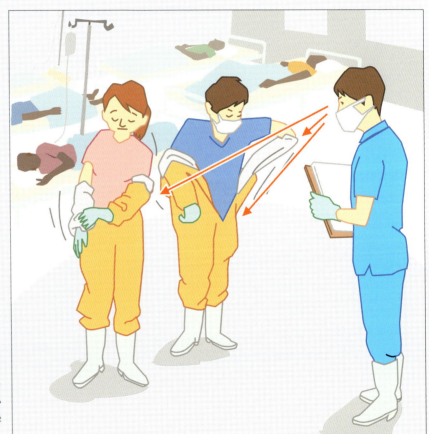

図1　相互監視の目が必要．まちがったことを覚えてはいないか，他の人からのチェックが必要なので，皆で話し合い，時々スタッフ同士でまちがったやり方で行っていないかチェックしよう．＊イラストはエボラ出血熱の治療現場．

参考文献
1. Guidance on personal protective equipment (PPE) to be used by healthcare workers during management of patients with confirmed Ebola or persons under investigation (PUIs) for Ebola who are clinically unstable or have bleeding, vomiting, or diarrhea in U.S. hospitals, including procedures for donning and doffing PPE
https://www.cdc.gov/vhf/ebola/healthcare-us/ppe/guidance.html

PART 2　洗浄・滅菌・消毒

CHAPTER 4
各器具の洗浄・滅菌・消毒のフロー

消毒・滅菌は医療の根幹をなすものである．医療行為による感染の伝播を防ぐために，患者の血液・唾液などが付着した汚染された器具（滅菌されていない，滅菌が不十分）は，用いない（**表1**）．

表1 歯科での滅菌・消毒の考え方．

	考え方	滅菌・消毒の指針
医科	手術部位（体内）は無菌	■滅菌・消毒された器具を素手や通常の手袋で触れば，汚染されたことになる． ■したがって，滅菌された器具は包装され，使用まで保管され，使用時は滅菌手袋を使用する．
歯科	口腔はもともと汚染領域	■歯科治療時には外科処置を除いて滅菌手袋は使用しない（通常の歯科治療では未滅菌の手袋を使用）． ■患者の血液・唾液が付着した汚染された器具（滅菌されてない，滅菌が不十分）を用いない． ■器具・手指を介しての感染を防止する．

4-1　洗浄──洗える物はまず洗う

　器具・器械の消毒・滅菌の基本は，洗える物はまず洗って汚染物質を取り除き，それから消毒あるいは滅菌する（**図1a～c**）．血液・唾液などタンパク質を含む液体は，付着して乾燥すると，取り除くためには時間と手間がかかるため，まずはタンパク質分解酵素液（後述**図2a**，**b**）に浸して，器具に付着した生体成分の汚れを分解する．

　家庭でも汚れた食器はなるべく水に浸して汚れ物を軟らかくして洗うが，家庭用洗剤は，油・デンプンの汚れ

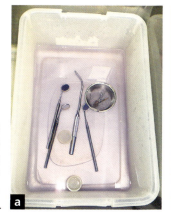 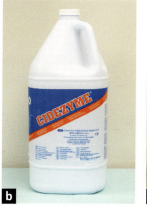 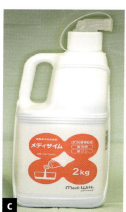

図1a～c 器具は，シンク内に深めの容器を用意し，タンパク分解酵素を含む溶液に浸す．**b**：タンパク分解酵素配合洗浄剤「サイデザイム」（ジョンソンエンドジョンソン）．**c**：タンパク分解酵素「メディザイム」（日本ケミファ，メディセオ）．

CHAPTER 4　各器具の洗浄・滅菌・消毒のフロー

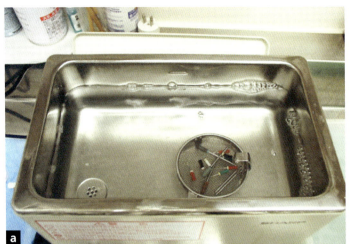
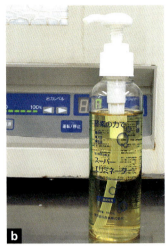

図2a, b　バー・ファイル類など細かい器具は，皮膚を傷つけないよう網容器に入れ，超音波洗浄（10分間，35kHz）を行う．超音波洗浄器は「卓上型超音波洗浄器 UT-105」（シャープ），溶液は強力酵素分解液「スーパーエリミネーター®」（オクトワン，東京歯科産業）を使用．

をとることに開発されており，タンパク質を分解しての洗浄効果はあまり期待できない．

ハンドピース類は，表面の洗浄後，内部を専用のオイルでスプレー洗浄したあと，滅菌処理する（**CHAPTER 3 図7**参照）．

バー・ファイル類

バー・ファイル類など細かい器具は，皮膚を傷つけないよう網容器に入れ，超音波洗浄（10分間，35kHz）を行う．溶液は強力酵素分解液「スーパーエリミネーター®」（オクトワン，東京歯科産業）を使用（**図2a, b**）．

器具

器具を洗浄する際は，マスク・ゴーグル・エプロンを装着し，手袋は厚手のものを使用したほうがよいが，歯科では細かい器具が多いため洗浄しにくい．九州医療センター歯科口腔外科では，器具によってはニトリル手袋を2枚重ねて使用している．とくに固まったセメントがついた探針やエキスカでは，金属ブラシなどを使用するので，針刺し・暴露に注意する（**図3a, b**）．

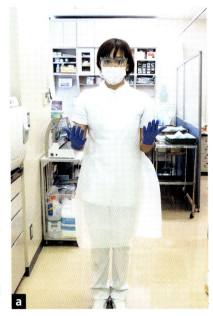
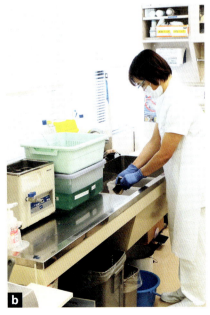

図3a, b　器具を洗浄する際は，マスク（「サージマスク」タケトラ，など），ゴーグル（「ディスポーザブルアイシールド・フレーム」長谷川綿行，など），エプロン（「ディスポーザブルエプロン」オオサキメディカル，など）を装着し，手袋は厚手のものを使用し，針刺し，暴露に注意する．

4-2　滅菌——高圧蒸気滅菌

【患者ごとに滅菌が必要な器具・装置】
- 外科用器具（抜歯セットなど）
- インプラント手術器具
- リーマーなどのファイル
- スケーラー
- タービンなどハンドピース
- 切削用バー
- 基本セット用インスツルメント（探針、エキスカなど）

表1　主なオートクレーブ．

製品名	問合先	クラス
IC Clave	モリタ	B
デントクレーブ STERI-B	ヨシダ	B
Lisa 22L	白水貿易	B
DAC プロフェッショナル	シロナデンタルシステムズ	B
バキュクレーブ31B＋	ジーシー	B

　器具の滅菌の基本は**高圧蒸気滅菌**である．高圧蒸気滅菌器（オートクレーブ）には、**重力加圧式高圧蒸気滅菌器**と、**真空脱気プレバキューム式高圧蒸気滅菌器**がある．このオートクレーブにもクラス分けがある．欧州規格では「クラスN」は**未包装の中空でない器具**のみ滅菌できると定義している．「クラスB」はクラスNで滅菌可能な器具に加え、**包装中空器具**の滅菌が可能とされている．「重力加圧式」オートクレーブはクラスN、「真空脱気プレバキューム」オートクレーブはクラスBに相当する．器具によって使い分ける必要がある．

重力加圧式高圧蒸気滅菌器（図4a, b）

　重力加圧式高圧蒸気滅菌器で滅菌の際は、必ずインジケーターを炉内に入れて、滅菌が確実に行われていることを確認する必要がある（器具を重ねると十分に滅菌できないことがあり、中空器具の滅菌は不十分である）．原則として、未包装で滅菌する．

真空脱気プレバキューム式高圧蒸気滅菌器（図5a, b）

　最近は、**ハンドピース、インプラント器具などのチューブ状の内部まで滅菌**できる**真空脱気プレバキューム式高圧蒸気滅菌器**（クラスB）が推奨されている（**表1**）．

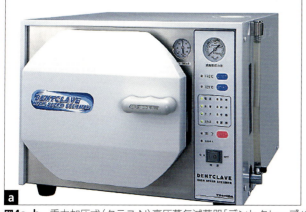
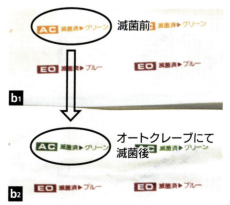

図4a, b　重力加圧式（クラスN）高圧蒸気滅菌器「デントクレーブハイスピードスチーマー」（ヨシダ）．滅菌の際は、必ずインジケーター（**b1**）を炉内に入れて、滅菌が確実に行われていることを確認する必要がある（**b2**）．

CHAPTER 4　各器具の洗浄・滅菌・消毒のフロー

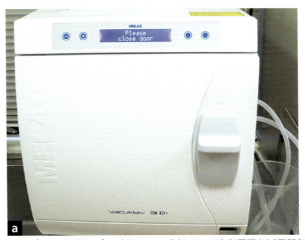
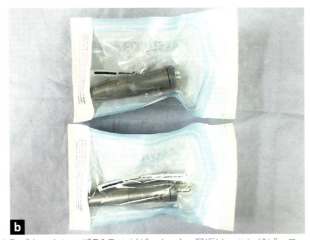

図5a, b　真空脱気プレバキューム式（クラス B）高圧蒸気滅菌器「MELAG バキュクレーブ31B＋」（ジーシー）．最近は，ハンドピース，インプラント器具などチューブ状のものの内部まで滅菌できる真空脱気プレバキューム式高圧蒸気滅菌が推奨されている．

4-3　消毒──グルタール製剤（高水準消毒剤）

【患者ごとに高水準消毒が必要な器具・装置】
・印象用トレー
・写真撮影用ミラー
・咬合紙ホルダー
・3wayシリンジ先端

　高圧蒸気滅菌ができない器具は，**グルタール製剤（高水準消毒剤）**を使用する．グルタール蒸気は，吸入による結膜炎・鼻炎・喘息・付着による皮膚炎の副作用があるので，**使用時は，蒸気が拡散しないように容器を用い，**

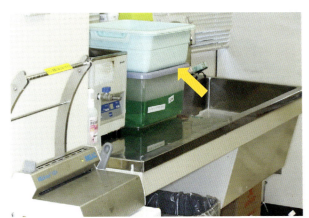

図6a　グルタール蒸気は，吸入による結膜炎・鼻炎・喘息・付着による皮膚炎の副作用があるので，使用時は，蒸気が拡散しないように，蓋付きの密封性の高い容器（矢印）を用い，換気を十分に行う．

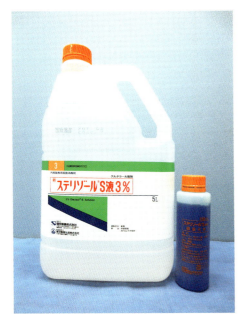

図6b　グルタール製剤は通常2％溶液で用いるが，使用にともない濃度が低下すると消毒効果が減弱するため，3.0％に濃度を高めた「ステリゾールＳ液3％」（健栄製薬）も発売されている．グルタール製剤は無色透明の溶液であるが，アルカリ性で強い殺菌力を示すため，緩衝化剤を加えてアルカリ性の液体とする．緩衝化剤は青色に着色してあり，アルカリ性の低下とともに色が変化する．

PART 2　洗浄・滅菌・消毒

換気を十分に行う（**図6a**）．

　グルタール製剤は通常2％溶液であるが，使用にともない濃度が低下すると，消毒効果が減弱するため，3.0％に濃度を高めてある「ステリゾールＳ液3％」（健栄製薬）

を使用している．なお，使用の際は，青色の緩衝化剤を用いてアルカリ溶液として使用する（**図6b**）．使用の際は蓋付きの密封性の高い容器を用いることが必要である．

参考文献

1. 小澤寿子，ほか．知らないでは済まされない院内感染対策：ハンドピースの滅菌を考える．日本顎咬合学会誌 2015 ; 35（3）: 270-278.
2. 一般社団法人日本医療機器学会．医療現場における滅菌保証のガイドライン2015.
3. 一般社団法人日本感染症学会．院内感染対策相談窓口：質疑応答集 平成26年度．2014.

CHAPTER 4　各器具の洗浄・滅菌・消毒のフロー

| lecture 3 | **診療室設備関連のクリニカルクエスチョン**
「一般歯科診療時の院内感染対策に係る指針」[1]に関連した本書での説明と資料②|

観血処置，歯・義歯の切削時に口腔外バキュームを常に使用すると，症例に応じて使用する場合と比べて感染のリスクの減少に有効ですか？【指針[1]質問11より】

　歯科治療時に発生するエアゾルのほとんどは，歯の切削片や患者の唾液・血液である．バキュームで完全に吸引することは難しい．池田らの研究[2]では，タービンで窩洞形成を行うと，患者の顔・胸，術者の指に飛散しており，口腔外バキュームを使用することで飛散がコントロールされることが証明されている（**図1a, b**）．

歯科用ユニット給水系に毎日消毒薬を使用すると，使用しないよりも院内感染を防止することができますか？【指針[1]質問12より】

　筆者らの研究[3]でも歯科用ユニット内の水は汚染されている可能性が高いことが判明している（**図2**）．原因としては，ホース内の水の滞留により残留塩素濃度が低下することが示唆された．消毒薬の種類について指針では述べられていないが，ユニットの水質を改善するには，使用後にユニット，ホース内の水抜きを行い，水の滞留をなくすか，使用前に十分量の流水で滞留水を流し出す必要があると思われる．

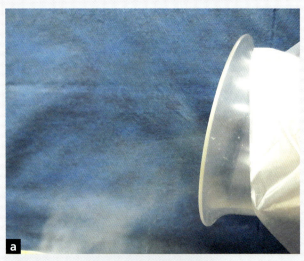
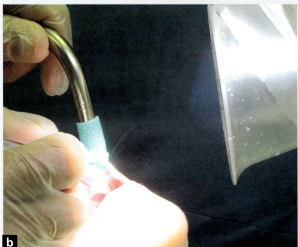

図1a, b　口腔外バキュームは口径が大きく，口腔前方，上方に置くことで，エアゾルや粉塵を強力に吸引できる．

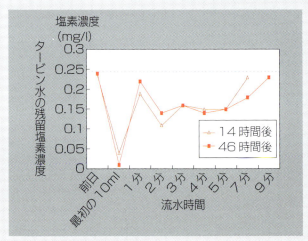

参考文献
1. 日本歯科医学会厚生労働省委託事業「歯科保健医療情報収集等事業」一般歯科診療時の院内感染対策作業班．一般歯科診療時の院内感染対策に係る指針．2014．
2. 池田正一，木原正博，木原雅子，村井雅彦，マイケル・グリック，溝部潤子．HIV / AIDS 歯科治療における院内感染予防の実際（改訂版）．厚生労働省エイズ対策研究事業，2003．
3. 吉川博政，樋口崇，吉田将律．歯科用ユニットの水質に関する研究．日本口腔感染症学会雑誌　2009；16(1)：11-16．

図2　タービン水の残留塩素濃度の変化．タービン水の残留塩素は診療終了後翌日（14時間後），休み明け（46時間後）ともに完全に消失しており，基準値を回復するには流水にて9分かかる．

PART 3

バリアテクニック

CHAPTER 5　バリアテクニックの基本

CHAPTER 5
バリアテクニックの基本

「バリア」とは，防壁・障壁の意味である．歯科治療では，口腔内からの飛散物が直接付着する歯科用ユニットや，唾液・血液で汚染された手袋で接触すると洗浄できないものがある．そのような器具・部位にはラップ材で防壁（バリア）をつくることで，唾液・血液が直接触れることもなく，器具を介しての感染を高度に予防できるのである．

5-1　バリアテクニックとは

　口腔内に使用した器具は，洗って汚染物質を取り除いてから，滅菌・消毒することが基本である．しかし，機器によっては，直接あるいは術者・介助者の手（手袋）を介して患者の唾液・血液で汚染されるのに，取り外せない・洗えないものがある．このような機器は，一度，唾液・血液で汚染されると，それらを取り除く，あるいは消毒するのには時間と手間がかかる．とくに，診療室で同じ機器をつぎの患者に使用する場合，表面に凹凸があるものでは，その中に入り込んだ汚染物質の感染性を短時間で除去し，つぎの患者に使用することは困難である．

　そこで，唾液・血液で汚染される可能性のある部位（臨床的接触表面）をあらかじめラップ材を使用して覆ってしまうと（ラッピング），内部が汚染されず，つぎの患者に安全に使用できる．この方法を「**バリア**（防御）**テクニック**」とよぶ（**図1**）．

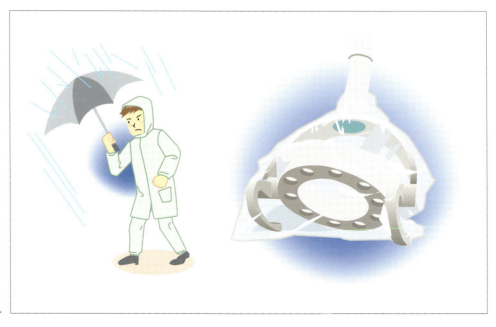

図1　バリアテクニックとは．カバーを被せると中が汚れない．

5-2 滅菌・消毒が困難な「臨床的接触表面」とは

「口腔内に挿入し，唾液・血液が付着する可能性がある，または，口腔内を触った術者・補助者の手袋で接触する部位」を**臨床的接触表面**という（**図2**）．たとえば光照射器では，患者の口腔内に入るライトガード，術者が治療中の手袋で触れる機器の柄（ハンドル）の部分である（**図3**）．

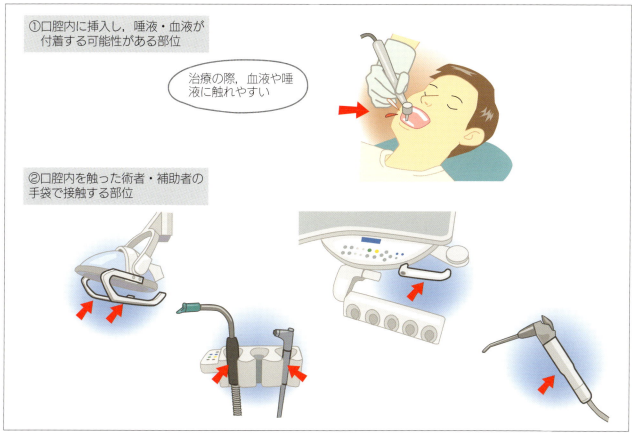

図2 滅菌・消毒が困難な臨床的接触表面．

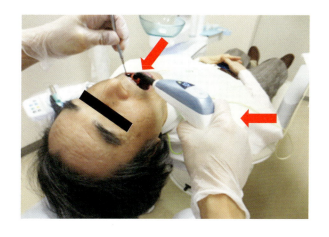

図3 光照射器で，術者が照射する場合には，形成した手袋で把持する柄（ハンドル）の部分が汚染され，介助者が把持する場合でも，口腔内に入るライトガードが汚染される．

CHAPTER 5　バリアテクニックの基本

歯科ユニットでの臨床的接触表面

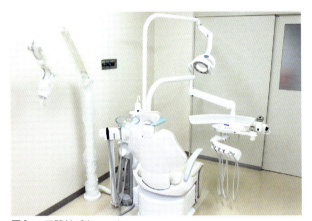

図4a　口腔外バキューム．

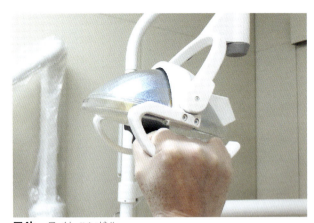

図4b　ライトハンドル．

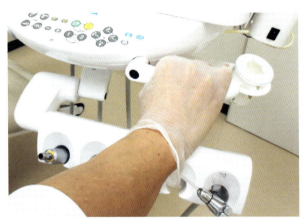

図4c　テーブルハンドル．

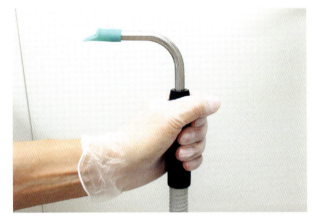

図4d　バキューム．

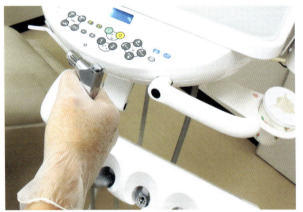

図4e　3Way シリンジ．

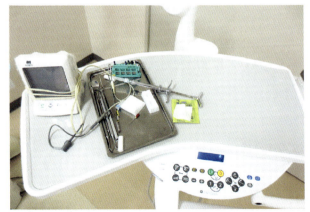

図4f　テーブル表面．

　歯科ユニットでの臨床的接触表面は，ライトハンドル，テーブルハンドル，バキューム，3Way シリンジ，テーブル表面，口腔外バキュームなどが考えられる（**図4a～f**）．最近のユニットは，ライトハンドル・テーブルハンドルの取り外しが可能で，洗浄・滅菌ができるタイプが販売されている．

PART 3　バリアテクニック

5-3　どれくらい汚れているのか？

表1a, b　術者が治療した手袋で接触する歯科用ユニットの細菌検査の評価の方法.

使用培地	「ぺたんチェック10 一般細菌（SCDLP）寒天培地」（栄研器材）
培養時間	35℃，48時間
検査方法	4×4cm面積をスタンプして採取した．スタンプ困難な場所には注射用蒸留水で湿らせた滅菌綿棒でぬぐい，培地に接種した．35℃・48時間培養し，発育したコロニーをカウントし，下記の評価にしたがい表記した．コロニーはグラム染色を行い，口腔内常在菌複数菌を認めた．

集落数	評価	解釈
発育なし	0	非常に清潔
10個以下	少量	ごく軽微な汚染
10〜50個以下	1+	軽度の汚染
50〜100個以下	2+	中度の汚染
100個以上	3+	激しい汚染

＊TenCateの評価参考（面積10cm^{2}として）

　歯科ユニットは，診療中に飛散した唾液・血液，口腔内に触れた術者・介助者の手袋によって汚染される．歯科用ユニットの使用後の汚染状況を調べるため，筆者は，九州医療センター細菌検査室の協力で，術者が治療した手袋で接触する部位の細菌検査を行った（**表1**）．当科では衛生士の数が少ないため，口腔外科を除く日常の歯科診療では介助者はおらず，バキュームも術者が自分自身で保持して治療を行っている．そのような診療環境で，どの程度汚染されるか調べた．

　その結果，診療内容によって異なるが，術者が一般的に接触するライトハンドル，テーブルハンドル，バキューム，3Wayシリンジ，タービンハンドピース，口腔外バキューム（診療中に位置決めのために手袋で触る部位）がかなり汚染されており，またテーブル表面も，飛散した唾液，バットからはみ出した器具などで汚染されやすい部位であることが判明した（**表2，3**）．

表2　抜髄処置後の歯科用ユニット各部位の汚染状況.

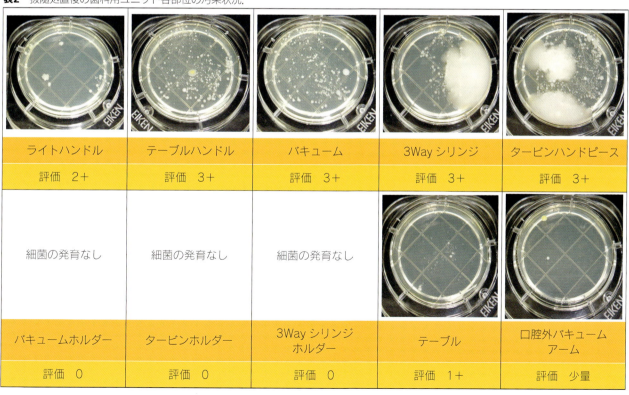

47

表3 歯科診療の各処置後の歯科用ユニットの汚染状況．処置の内容によるが，ライトハンドル，テーブルハンドル，3Wayシリンジ，口腔外バキュームアームが汚染されやすいことが判明した．

	処置の内容				
	抜髄処置	義歯調整	補綴物装着	形成1	形成2
ライトハンドル	2+	0	少量	3+	2+
テーブルハンドル	3+	0	少量	3+	3+
バキューム	3+	1+	少量	3+	3+
3Wayシリンジ	3+	少量	1+	1+	3+
タービンハンドピース	3+	少量	1+	2+	2+
バキュームホルダー	0	少量	0	0	1+
タービンホルダー	0	0	0	0	0
3Wayシリンジホルダー	0	0	0	1+	1+
テーブル	1+	0	0	1+	1+
口腔外バキュームアーム	少量	1+	2+	3+	3+

5-4 臨床的接触表面の感染性

医療の現場では，血液に触れる器具は患者ごとに交換することが基本である．たとえば，採血の際に用いる採血ホルダーは以前，未滅菌のものを患者ごとに交換せず使用していた（**図5**）が，ホルダーの細菌汚染が明らかになった．採血ホルダーの汚染が原因で，血液媒介感染が成立した症例の報告はないが，感染のリスク観点から滅菌したものを単回使用することとなった（厚生労働省通達：薬食安発第0104001号，平成17年1月4日，**図6**）．

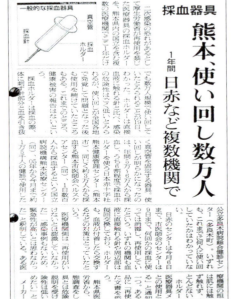

図5 採血の際に用いる採血ホルダーは，以前は未滅菌のものを患者ごとに交換せずに使用していた（朝日新聞，2008年6月19日付より転載）．

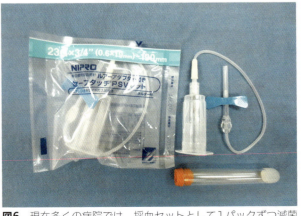

図6 現在多くの病院では，採血セットとして1パックずつ滅菌されたものを個別に使用している．

PART 3　バリアテクニック

歯科用ユニットで臨床的接触表面が直接患者に感染を引き起こすわけではないが，臨床的接触表面に触れた医療従事者の手袋を介して交差感染する可能性がある．実際に2007年にRedd Jらにより米国でのB型肝炎感染の事例が報告されている[1]．

5-5　臨床的接触表面に対するガイドラインと指針

質問10
　歯科用ユニットを患者毎に消毒薬で清拭，またはラッピングすると，しない場合に比べて院内感染を予防するのに有効ですか？

回答
　臨床的な接触面，特に洗浄が難しい表面（歯科用ユニットのスイッチなど）の細菌汚染を防止するために，ラッピングなどの表面バリアを使用し，患者毎に交換することが勧められます．また，表面バリアで覆われていない歯科用ユニットの臨床的な接触表面については，患者治療毎に消毒薬や滅菌剤で清拭することが院内感染防止に有効で，勧められます．

解説
　環境汚染対策として，歯科用ユニットを患者毎にラッピングなどの表面バリアか，消毒薬による清拭を行うことを勧告している[1]．これらの方法は院内感染を防止するのに有効といえる．
　また，目に見える血液で汚染されている部位を消毒するときは，次亜塩素酸ナトリウム10倍希釈液（5,000ppm）を用いると，30秒以内に各種被験ウイルスが不活性化された報告がある[2]．

図7　日本歯科医学会「一般歯科診療時の院内感染対策に係わる指針」（平成26年3月31日）より引用転載．

　「米国疾病管理センター（米国CDC）の歯科臨床における院内感染予防ガイドライン2003」では，ライトハンドル，スイッチなど血液・唾液で汚染されやすい臨床的接触表面には，バリアでの防御，あるいはそれができないときは中水準消毒液での消毒を勧告している[2]．
　また，日本歯科医学会の「一般歯科診療時の院内感染対策に係わる指針」（2014年）でも歯科ユニットの感染防止として，臨床的接触表面，とくに洗浄が難しい表面（歯科用ユニットのスイッチなど）の汚染防止のため，ラッピングなどの表面バリアを使用し，使用したバリアは患者ごとに交換することを勧めている（図7）．またそのなかで，汚染されている部位の消毒として，次亜塩素酸ナトリウム10倍希釈（5,000ppm）の効果について記載がある．

49

5-6 臨床的接触表面を中水準消毒できるか？

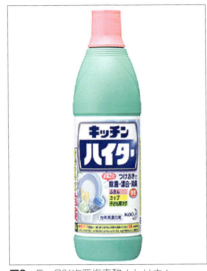
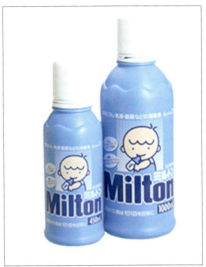

図8, 9 次亜塩素酸ナトリウムは中水準消毒剤に属し、きわめて消毒効果が高く、医療現場・日常生活で使用される。用途によって使用濃度が決められており、使用の際は希釈濃度を守ることが重要である。つくりおきはしない。

図8 5〜6％次亜塩素酸ナトリウム。

図9 1.1％次亜塩素酸ナトリウム。

次亜塩素酸ナトリウムの効果

次亜塩素酸ナトリウム溶液は、中水準消毒剤に分類される。日常生活で用いる「キッチンハイター」(5〜6％次亜塩素酸ナトリウム溶液、**図8**)、「ミルトン」(1.1％次亜塩素酸ナトリウム溶液、**図9**)が一般的である。B型肝炎ウイルスなどの消毒として、目に見える血液汚染がある場合の次亜塩素酸ナトリウム溶液の濃度として**0.5％**(5,000ppm)溶液での清拭が勧められている。これは「キッチンハイター®」で1,000mLの水にキャップ約5杯(1杯約25mL、すり切りは溶液を溢す可能性があり危険で、目一杯は入れない)を溶かした溶液であり、かなり塩素の臭いが強い。換気が必要であり、また金属を腐食させるため、これら消毒液を用いた患者ごとの拭き上げは現実的ではない。

アルコールで拭くのはだめなの？

アルコール(エタノール)は中水準消毒剤として一般によく用いられている。70〜80％アルコールがもっとも消毒効果が高いといわれている(**図10a, b**)。細菌などのタンパク質を変性させたり溶菌させたりして、殺菌作用を発現する。

しかし、血液・唾液などの汚染物質が付着した状態でアルコールで拭いても、血液・唾液中のタンパク質を逆に固定し、その中に存在するウイルス・細菌まではアル

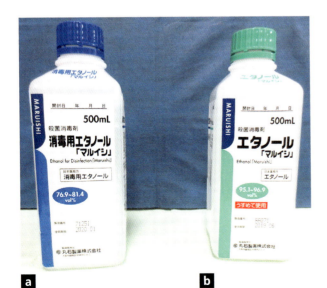

図10a, b 消毒用エタノールの濃度は揮発することを考慮し、75〜81％の高めになっている。希釈して用いる95.1〜96.9％エタノールも販売されている。

PART 3　バリアテクニック

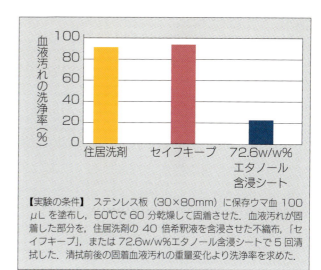

図11　アルコールも，消毒剤として医療現場ではよく用いられる．しかし，血液を固定してしまうので拭き取り効果は弱く，きれいになったように見えても血液が残っている場合がある．機器を清拭するときは，まず血液を拭き取って，アルコールは濡れた状態で使用する．＊花王ハイジーンソリューション2012;（12）より引用

コールが浸透しないで，感染性が残存する可能性がある（**図11**）．また，表面が濡れている場合には，アルコール濃度が希釈され，消毒効果が減弱する．したがって，血液が付着した部位のアルコールによる清拭は勧められない．清拭する場合は，医療環境用清拭シートで血液・唾液などを拭き取り，その後，濡れたアルコールで消毒することが必要である．アルコール綿で血液を拭き取った

リーマーなどのファイルを洗浄・滅菌せず，別の患者に使用することは極めて危険である．

　また，アルコールは濃度が低下すると消毒効果が減弱する．そのため，揮発性が高いアルコールに浸した綿を容器に入れ，乾くとアルコールを注ぎ足して使用するという方法は勧められない（**図12a, b**）．

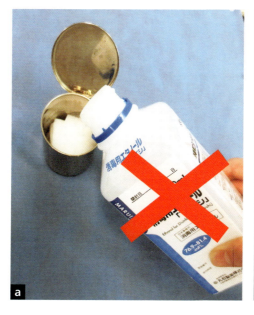 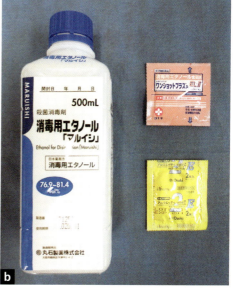

図12a　アルコールは揮発して濃度が低下すると，消毒効果が減弱する．また，容器に入れたアルコール綿は不特定の手によって汚染されることもある．
図12b　近年では1パックずつ包装されたものが用いられている．

5-7 バリアテクニックによる汚染防止効果はどれほどか？

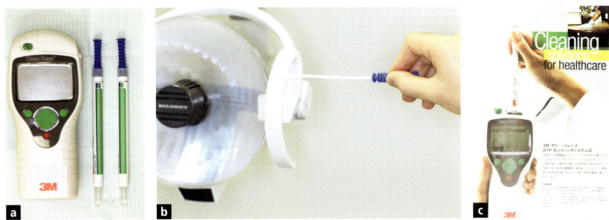

図13a〜c ATP拭き取り調査は，医療現場で衛生管理のモニタリング法として活用されている．指標となる「ATP」とは，地上のすべての生物のエネルギー源として存在する化学物質であり，生物(あるいは生物の生産物)以外には存在しない．「ATPが存在する」ということは，そこに生物またはその生産物が存在する証拠となる．つまり，細菌や残渣などの汚染物質が残っていると，ATPが存在して発光する．

臨床的接触表面をラップ材で覆うと，どのような効果が期待できるか？ 汚染されやすいライトハンドル，テーブルハンドル，バキュームにカバーを行い，ATP拭き取り調査(**図13a〜c**)を行ってみると，唾液で汚染された手袋で触れた臨床的接触表面は，かなり汚れていることがわかる．当然であるが，カバーを外した内部は触っていないので元の状態と同じで汚染されていない(**表4**)．テーブルの表面も防水シートにて覆うと，内面は汚染されない．

表4 ATP拭き取り検査結果．当然のことであるが，カバーされた内面は汚れない．

	治療前	治療後	カバー除去後
ライトハンドル	103	2700	97
テーブルハンドル	221	8520	176
バキューム	119	3296	149
エンジン	167	3382	259
テーブル面	116	—	100

単位：RLU

5-8 バリアテクニックの利点と欠点

利点

①歯科用ユニットでは歯科医療従事者の手袋が接触する部位がカバーされるため，手袋を介しての感染を高度に予防できる．光照射器など口腔内に挿入する機器でも，口腔内に挿入される部位，術者の手袋が触れるハンドルも一緒にカバーされ，汚染物質による直接感染，介在感染の機会が減少する．
②**対象となる病原体，薬剤による消毒効果のレベルに関係なく，どこにでも使用できる．**
③感染予防のための特別な器具・機器を新たに購入する必要がない．

PART 3　バリアテクニック

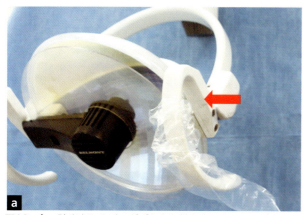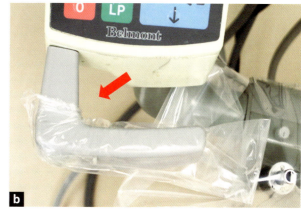

図14a, b　診療中にカバーがずれたり外れたりすることがあるので，注意が必要．

④劣化がなく準備・ストックでき，いつでも使用できる．

欠点

①診療中にカバーがずれることがあり(**図14a, b**)，気づかず診療を続けたときは，汚染が広がることもある．後片づけが重要．
②慣れるまで準備・片付けに時間を要す．
③診療台によって工夫が必要．
④ていねいにしないと見た目が悪い．

5-9　バリアテクニックに用いる材料と価格

　バリアテクニックに用いるラッピング材は，家庭用ポリ袋(**図15a, b**　昔でいうビニール袋)，ラップフイルム(**図16a**　サランラップ®，クレラップ®など多数)，アルミホイル(**図16b**)を用いればコストを抑えることができる(食品

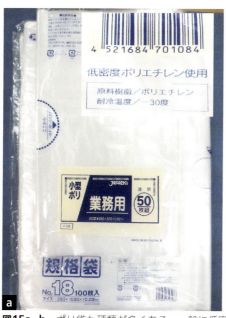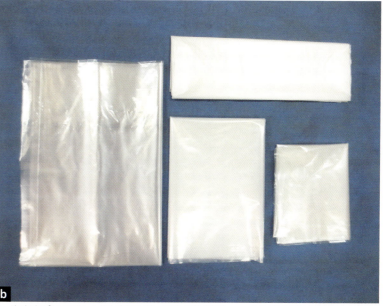

図15a, b　ポリ袋も種類が多くある．一般に低密度・高密度ポリエチレン製があるが，厚みが0.030mmの厚手の低密度ポリエチレン製が柔らかく，伸びもよく使用しやすい．「規格袋」とは国内の検査機関の試験証明証がある商品である．

53

CHAPTER 5　バリアテクニックの基本

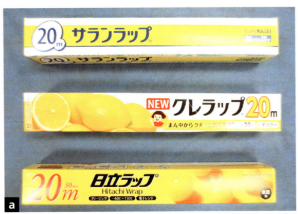
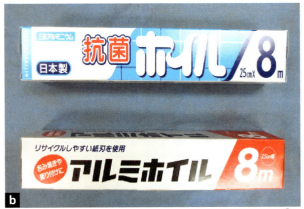

図16a, b　ラップ材も多くの種類がある．密着性が高く，引張弾性率が高いほうがカバーしやすい．筆者の科ではサランラップ®を使用している．血液・唾液などが染みこむことはない．アルミホイルはどのような形態でも対応でき，価格も安く便利である．

用保存袋・ゴミ袋などの素材は「ポリエチレン」で，食品保存袋は「ポリ袋」ともよばれている．現在，食品保存袋・レジ袋などにビニール製のものはなく，すべてポリエチレン製である．したがって，「ビニール袋」ではなく「ポリ袋」とよぶのが正しい．ユニットに附属した3Wayシリンジ・バキューム・タービン・エンジンなどのホース類のラップ材料は，いろいろな種類，大きさのものが歯科材料店・通信販売などで容易に購入することが可能である．**診療室の環境・ユニットの種類・使用する機器によって，どのような形でバリアするかを決め，ラップ材料を購入すると，コストを抑える**ことができる．

バリアが必要な部位は，後述**図21**のような部位であるが，テーブル表面は診療器具などにて汚染されやすいため，当科では防水ソフトシーツ「防水シーツ」(リブドゥコーポレーション，1ロール600円，**図17a, b**)を使用している．

3Wayシリンジ・ハンドピース・バキュームホルダーなどは，歯科用のシリンジスリーブ(**図18a, b**)を購入しているが，**1枚2〜3円**で使用する部位も限られ，コスト的には低いだろう．その他の部位(ライト，ホルダー類)は家庭用のポリ袋製品を使用するが，大きさによって**1枚1.3〜4.7円程度**である(**図19a〜d**).

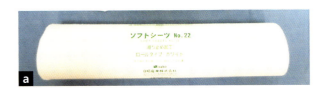
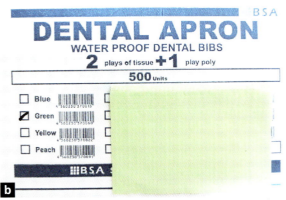
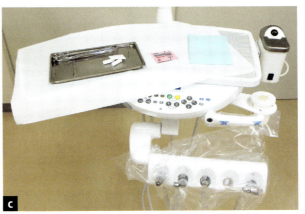

図17a〜c　防水ソフトシーツ「防水シーツ」(リブドゥコーポレーション，1ロール600円，**a**)，デンタルエプロン「BSAデンタルエプロン」(500枚3,000円，ビーエスエーサクライ，**b**)は裏面が防水になっており，応用が可能．唾液・血液が染みこまず，テーブル面が汚染されない(**c**).

PART 3　バリアテクニック

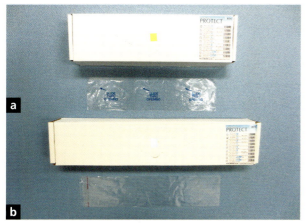
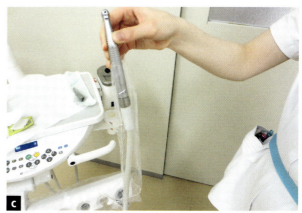

図18a　「BSA サーフェスプロテクト A」500枚　1,260円（1枚あたり2.5円，価格は参考価格，ビーエスエーサクライ）
図18b　「BSA サーフェスプロテクト B」500枚　2,100円（1枚あたり4.2円，ビーエスエーサクライ）

図18c　歯科用シリンジスリーブも多種類あり，それぞれの形に合わせて購入が可能．

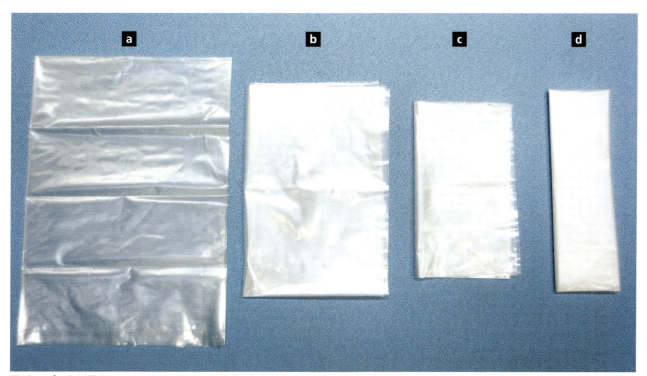

図19a〜d　九州医療センター歯科口腔外科では診療内容により4種類のポリ袋を用意している．
a：100枚　470円（1枚4.7円）
b：100枚　340円（1枚3.4円）
c：50枚　66円（1枚1.3円）
d：フリーアームカバー50枚　3120円（1枚62円）．専用のものは価格が高いため（1枚20.6円），短くして使用するか，ラップフィルム，傘袋などのサイズに合ったポリ袋でも応用可能．

55

CHAPTER 5　バリアテクニックの基本

5-10　どこまでカバーすればよい？――診療室の環境整備との兼ねあい

歯科用ユニット

歯科用ユニットでは，タイプ・処置の内容・診療環境によって異なるが，接触頻度が高いライト・テーブルハンドル・バキュームは，カバー（図20, 21）が必要である．

光照射器

光照射器は，介助者が照射する場合は口腔内に挿入される部位，術者が照射する場合は機器の柄（ハンドル）にも，カバーが必要である（図22）．

歯科用顕微鏡

歯科用顕微鏡では，とくにハンドルにカバーが必要である（図21d）．

口腔内カメラ

口腔内カメラは，口腔内に挿入される部分と，ハンドルにもカバーが必要である．

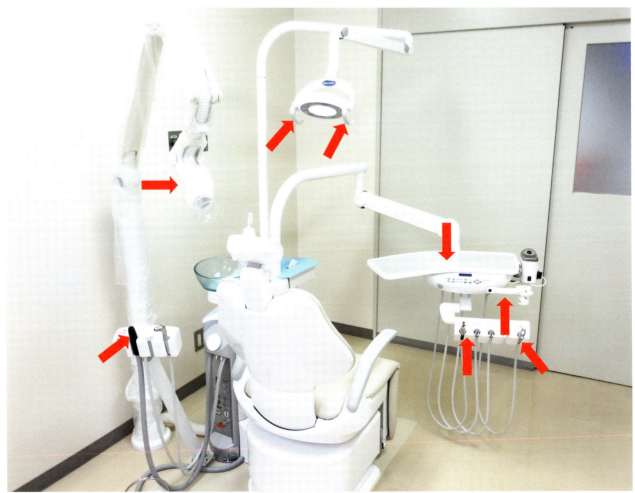

図20　バリアが必要な部位．歯科用ユニットでは，ライトハンドル（図21a），テーブルハンドル（図21b），バキューム（図21c）のカバーが必要である．

PART 3　バリアテクニック

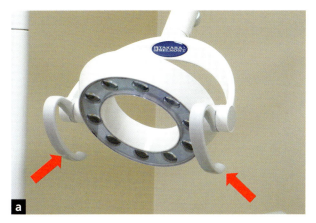
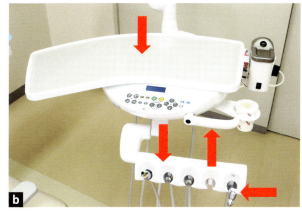
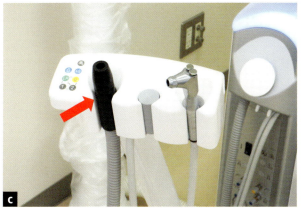
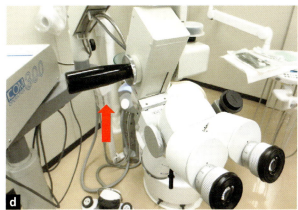

図21a〜d　処置の内容によって異なるが，歯科ユニットではライトハンドル(**a**)，テーブルハンドル(**b**)，バキューム(**c**)のカバーは必要．視野の調整のため，治療中に頻回にハンドルを手(手袋)で触るため，歯科用顕微鏡にもカバーが必要(**d**)．

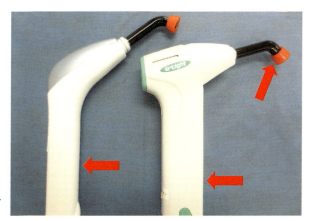

図22　光照射器は口腔内に挿入するためライトガード，ハンドルが唾液・血液に汚染されるが，洗えず滅菌できないため，カバーが必要．口腔内カメラも同様である．

抜歯・歯周外科など出血をともなう処置時

抜歯・歯周外科などの出血をともなう処置時には，とくに注意が必要で，血液媒介感染防止のため，**血液・唾液のついた手袋で接触する臨床的接触表面は，すべてカバーが必要**である．

参考文献
1. Redd JT, Baumbach J, Kohn W, Nainan O, Khristova M, Williams I. Patient-to-patient transmission of hepatitis B virus associated with oral surgery. J Infect Dis 2007 ; 195(9) : 1311-1314.
2. Kohn WG, Collins AS, Cleveland JL, Harte JA, Eklund KJ, Malvitz DM; Centers for Disease Control and Prevention (CDC). Guidelines for infection control in dental health-care settings--2003. MMWR Recomm Rep 2003 ; 52(RR-17) : 1-61.

CHAPTER 6

歯科ユニットのバリアテクニック

バリアの基本は,「確実」「単純」「外しやすい」「最小限」である(**図1**, **2**).さあやってみよう,外してみよう,考えてみよう.

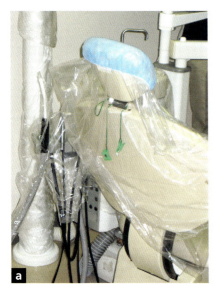
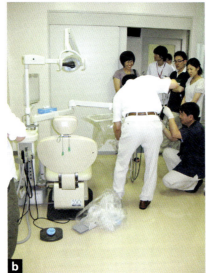
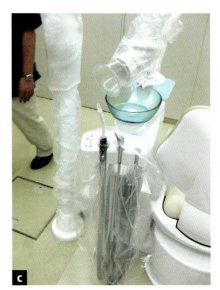
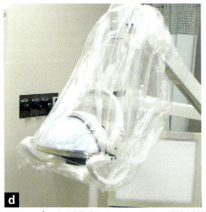
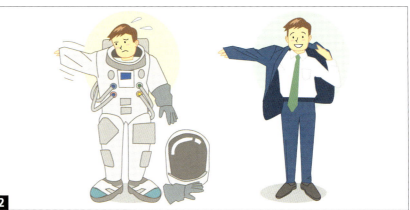

図1a～d 九州医療センターでは,感染対策の研修でバリアの実習を行う.バリアが必要な部位をよく考えてカバーしないと,外すのがたいへんで,大量の廃棄物も出てしまう.カバーは簡単に外しやすくしておく.
a:背もたれを含め,カバーしたい気持ちはわかるが,診療中このような部位を術者・アシストは触らない.
b:外すのがたいへんで,大量の廃棄物が出る.
c:バキュームのカバーは,ホルダー・柄の部分で十分である.カバーが長いと容易に外せない.
d:ライトも本体のみで十分である.これではライトが動かない.
図2 バリアの基本は,「確実」「単純」「外しやすい」「最小限」である.

PART 3　バリアテクニック

6-1　ライトのバリア

ライトハンドルは，もっとも汚染された手袋で術者・介助者が診療中に触る部位である．診療内容によって，カバー方法もいくつかある．

ポリ袋で覆う

もっとも簡便な方法は，ライト・ライトハンドルごとポリ袋で覆ってしまう方法である（**図3a**，**b**）．ユニットによってライトの大きさ・形が異なっているが，大きさに合ったポリ袋を購入して使用すれば，簡単で確実にバリアできる．

外すときは，汚染されていない**内部に手を入れて，内部から汚染面をくるみ込むように外す**ことがポイントである（**図4a〜f**）．

ラップフィルムで覆う

ラップフィルムを用いてライトハンドルからライト前面を覆う方法もある（**図5a**，**b**）．電子レンジでお皿に入った食べ物を温める際にラップフィルムでカバーを行うが，この方法はそのような方法と一緒である．ライト・ライトハンドルを一緒にカバーする方法（**図5a**，**b**）と，ハンドルのみカバーする方法がある．

外す際はハンドルとライトの間に手を入れて，ポリ袋のときと同じように内面から外側に，汚染面をくるみ込むように外す．ラップフィルムは密着性が高いため，フィルムの切断部の境目がわかりにくいので，**切断部を二重三重に折り返しておくと，フィルムの切断部の境界がわかり，外しやすい**．外すときは折り返し部をつまんで外す．その際，**手袋は臨床的接触表面を触ることになって汚染されるため，ほかの部位を触らないよう気をつける**必要がある（**図6a〜d**）．

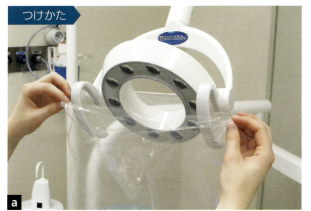
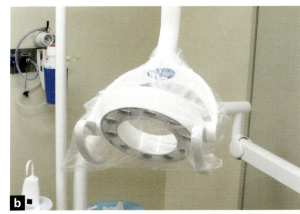

図3a, b　ポリ袋で覆う方法．ライトの大きさに合わせてポリ袋を準備する．そのまま被せると極めて簡単で，確実にバリアできる．

CHAPTER 6 歯科ユニットのバリアテクニック

はずしかた

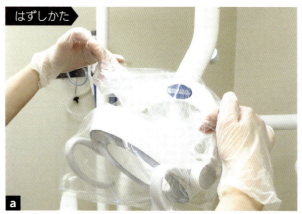 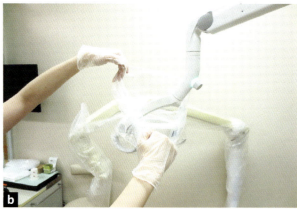

図4a, b ポリ袋の内側は汚染されていない．外すときはポリ袋の内側に手を入れて，外側面（汚染面）を裏返す．

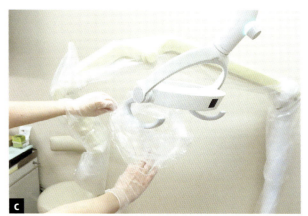 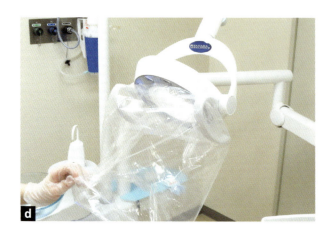

図4c, d 汚染面を包み込むように外す．手袋は汚れない．

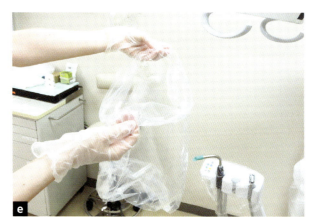 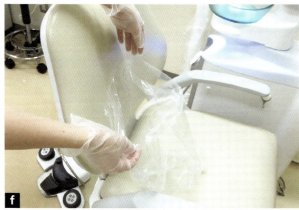

図4e, f 外したポリ袋はユニットに置き，口を開けてコップ，ヘッドキャップ，その他のラップ材などを入れるゴミ入れにする．

PART 3　バリアテクニック

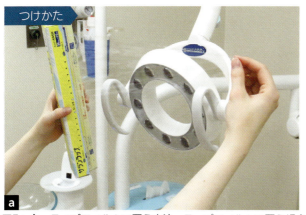
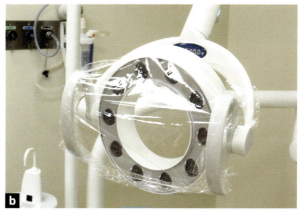

図5a, b　ラップフィルムで覆う方法． ラップフィルムで覆う場合は，電子レンジでお皿の食べ物を温める際に，ラップするのと同じ要領で行えばよい．

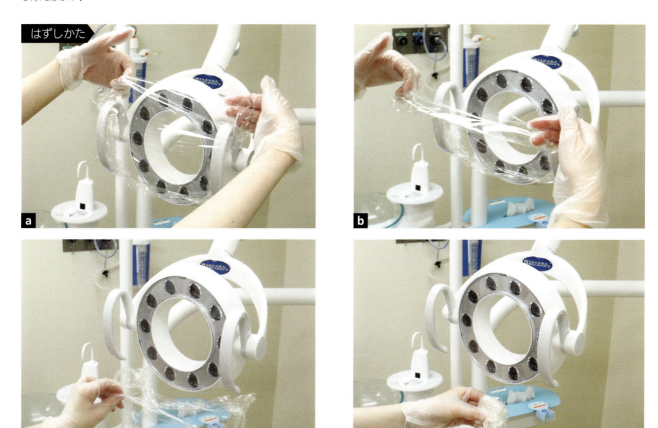

図6a〜d　外す際は，裏面は汚れていないので，ラップフィルムの裏面に手を入れて，両手で汚染面を包み込むように外せばよい．

CHAPTER 6　歯科ユニットのバリアテクニック

スリーブ，アルミホイルを用いる

　口腔内の診察のみ，あるいは義歯の調整などで，口腔内から唾液の飛散がない場合は，**ライトハンドルのみ覆う方法**もある（**図7a〜d**）．術者のみのときは，触るほうのハンドルのみカバーすればよい．九州医療センター歯科口腔外科では，**図7a〜d**のようなスリーブを購入し，使用している．

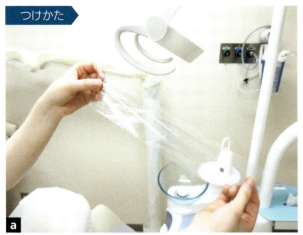
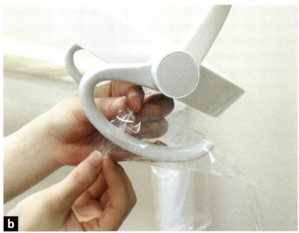
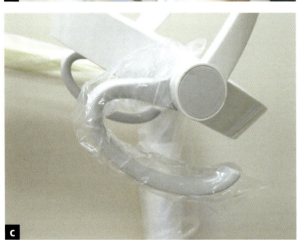
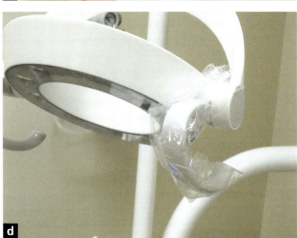

図7a〜d　スリーブを用いる方法．ライトのタイプによって異なるが，ハンドルの片方が開いている場合は，市販のスリーブを用いれば容易にカバーできる．スリーブにはいろいろな長さのものがあり，ハンドルの形状に合わせて選択すればよい．

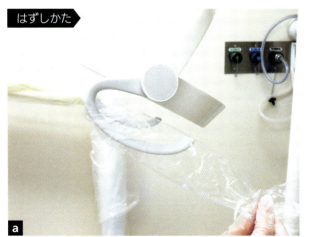
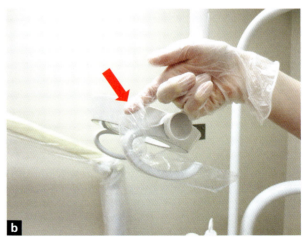

図8a, b　外すときはスリーブを引くことで容易に外せるが，手袋が汚れるので注意が必要で，汚染された手袋で他を触らないよう気をつけること．スリーブの内面に手を入れて，引き抜けば，汚染されない（**b**）．

PART 3　バリアテクニック

　スリーブを外すときは、スリーブの内面に手を入れて、裏返しにくるみ込むように外せば、手袋は汚染されない(**図8a**, **b**).そのまま外すときは、端を持って引き抜けば簡単だが、手袋が汚染されるため、汚染された手袋で他のきれいな部分を触らないよう注意が必要である.

　アルミホイルは、価格も安く、大きさも調整でき、容易にカバーできる(**図9a～f**).

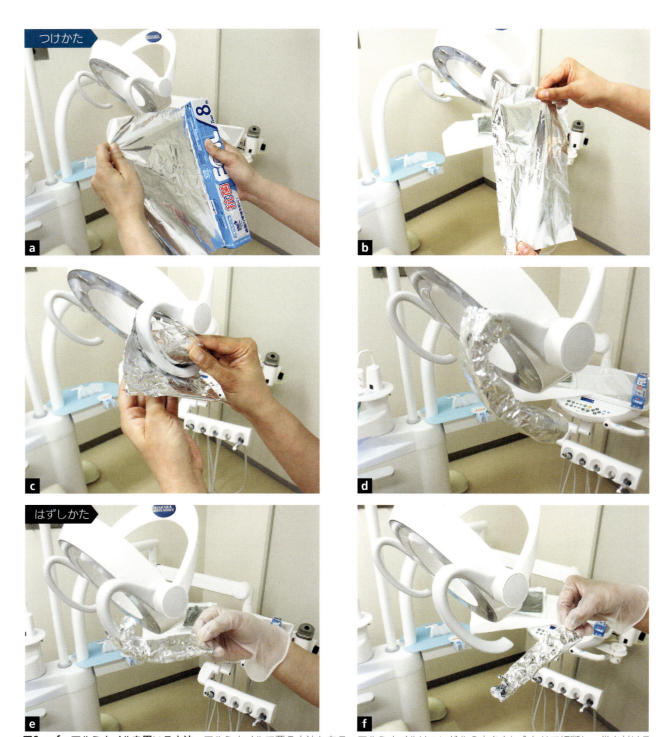

図9a～f　アルミホイルを用いる方法.アルミホイルで覆う方法もある.アルミホイルはハンドルの大きさに合わせて切断し、巻き付ける方法である(**a～d**).ずれることも少なく、カバー領域が色で区別でき、費用も安く、容易に外せる(ただし、見ばえが悪い).外した後、汚れた手袋で汚染されていない部位を触らないよう注意が必要(**e**, **f**).

CHAPTER 6 歯科ユニットのバリアテクニック

6-2 テーブルのバリア

テーブル表面

　テーブル表面は，口腔内から汚染物質が飛散したり，患者が義歯を直接置いたり，バット（歯科用トレー）から器具がはみ出たりして汚染されやすい（**図10a**, **b**）．そのため，**テーブルには診療時に必要な器具のみを置く**（**図11a**, **b**）．バー類，薬液の入ったビン，ワッテ缶は，診療室内1か所にまとめて設置し，診療内容に応じて準備するようにする．

　診療の際は，汚染物質が直接にテーブル面に触れないよう，紙シーツで覆う．その際，シーツ内面に水分が染みこみ，テーブル面が汚染されないように，**防水加工が施してあるシーツ**が望ましい（**図12**，**13**）．

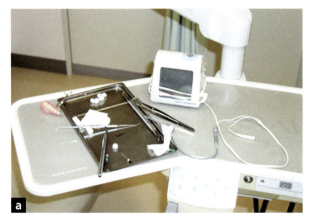
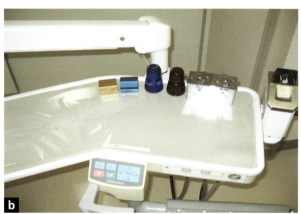

図10a, b　テーブルは口腔内からの汚染物質が飛散したり，バットから器具がはみ出て汚染されやすい．ワッテカン，バースタンド，薬瓶も汚染されやすい．

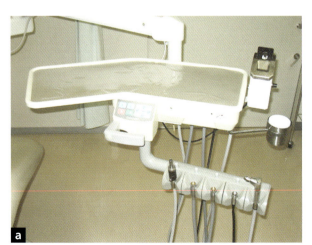
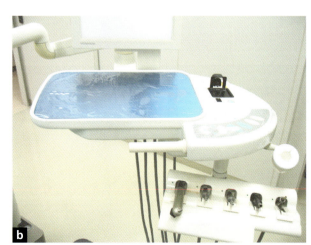

図11a, b　基本的にテーブルには何も置かず，診療時に処置に必要な道具のみ準備する．

PART 3　バリアテクニック

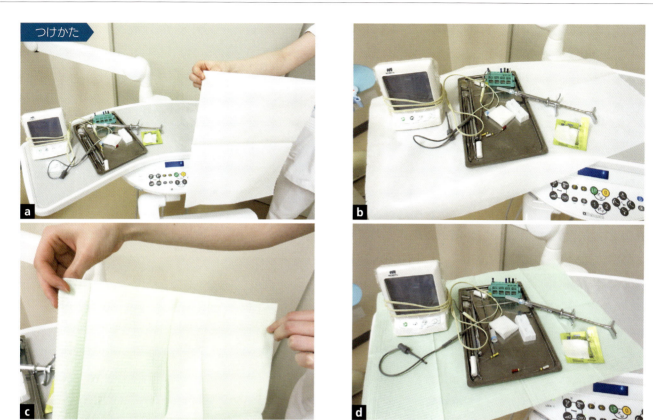

図12a〜d　テーブルのバリア．テーブル面上を防水機能のある紙シーツで覆うと，テーブル面が汚染されない．紙シーツには**裏表があるので，防水面を表にしてはいけない**．九州医療センター歯科口腔外科では病院が共同購入しているロールシーツを用いているが，デンタルエプロン（c, d）も利用できる．

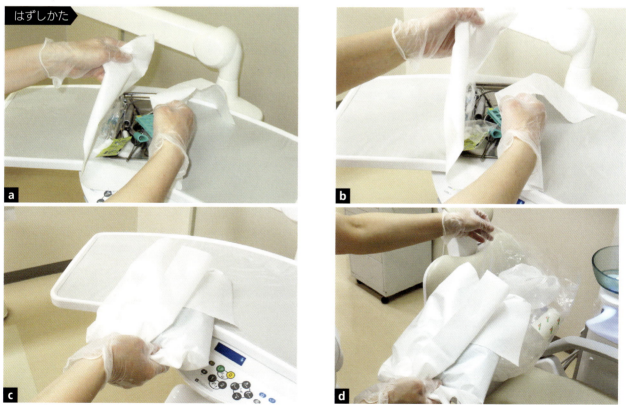

図13a〜d　後片付けもロールシーツでくるんでしまえば楽である．シーツの裏に手を入れ，品物を包むようにすれば，他部位を汚染することもない．

CHAPTER 6 歯科ユニットのバリアテクニック

テーブルハンドル

テーブルハンドルには，L字またはU字型がある．L字型は，ライトハンドルと同じようにスリーブを用いれば，簡単にカバーできる．外すのも簡単だが，手袋が汚染されるため，最後に外す．汚染された手袋でほかを触らないよう注意が必要である（**図14**，**15**）．

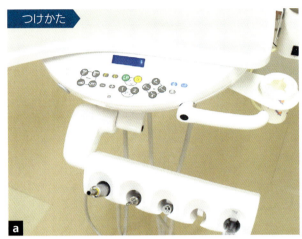
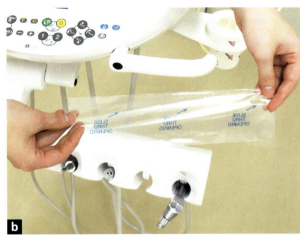
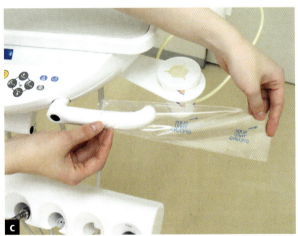
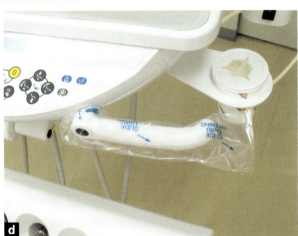

図14a〜d　テーブルハンドルのバリア．L字型のハンドルであれば，ハンドルに合わせたスリーブを購入してカバーすると簡単である．外す方向を矢印で印記してあるスリーブもある（**d**）．

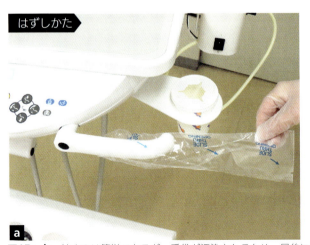
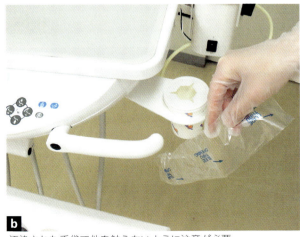

図15a, b　外すのは簡単であるが，手袋が汚染されるため，最後に外す．汚染された手袋で他を触らないように注意が必要．

アルミホイルで覆う方法もある（**図16**，**17**）．外し方はスリーブと同じである．非常に簡便だが，とくにU字型では切断断端を二重三重に折り返して切断部の境界がわかるようにしておくと外しやすい（**図17a**，**b**）．アルミホイルは高圧蒸気滅菌が可能である．インプラント手術などの外科処置のときは，滅菌カバーとして使用できる．

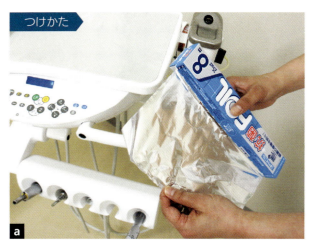
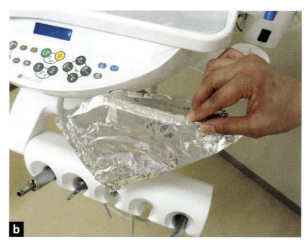
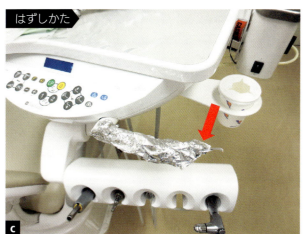
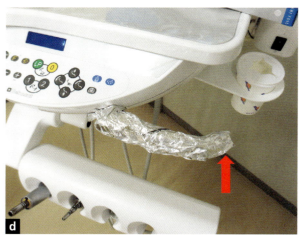
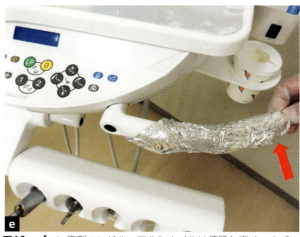
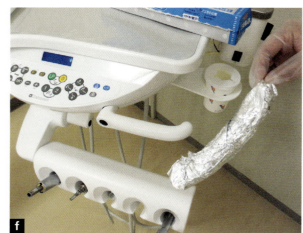

図16a～f L字型ハンドル．アルミホイルは値段も安く，カバーが密着し，ずれないため，使いやすい．
a，**b**：アルミホイルをハンドルの大きさに合わせて切断し，ハンドルに巻きつける．
c～f：巻きつける際，少し先端部（矢印）に余裕をもたせておくと外しやすい．

CHAPTER 6 歯科ユニットのバリアテクニック

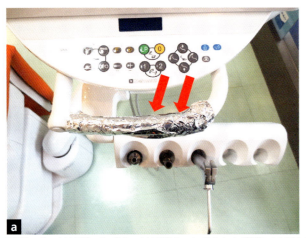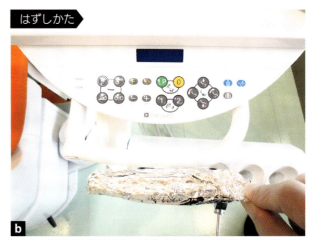

図17a, b U字型ハンドル．U字型のハンドルにも簡単にできるが，外すことを考えて切断面を2～3重に折っておく（矢印）と，境目がわかり，外しやすい．

コントロールパネル

ユニットを操作するコントロールパネルは，テーブルハンドル近くにある場合が多いが，コントロールパネルも診療中に触ることが多いので，ラップフィルムで一緒に覆ってしまうと汚染されないのでよい（**図18～22**）．

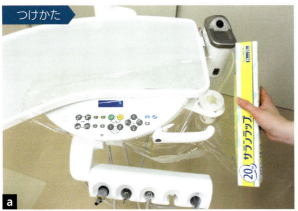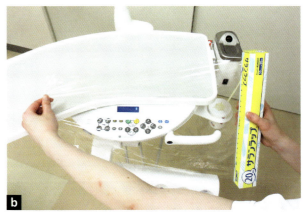
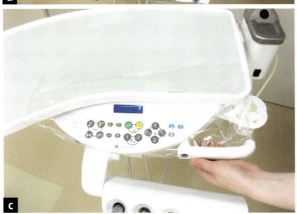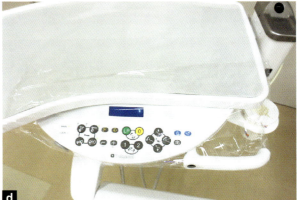

図18a～d コントロールパネルのバリア．ラップフィルムを用いる場合は，多くのユニットではコントロールパネルがテーブルハンドル近くにあることが多いので，一緒にカバーするとよい．ただし，きつく貼るとハンドルが持ちにくいので，注意が必要．

68

PART 3 バリアテクニック

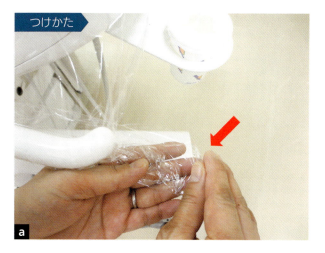
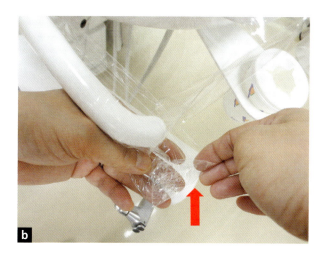
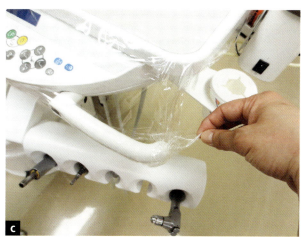
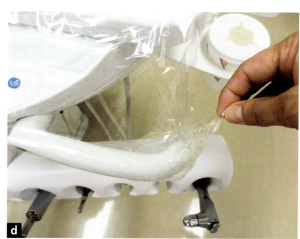

図19a〜d ラップフィルムは密着性が高く，フィルムの切断面がわかりにくくなるため，外すことを考慮し，切断部(矢印)を折り曲げておくと外しやすい(**a**, **b**).

　九州医療センター歯科口腔外科ではテーブル前面にコントロールパネルが付いているが，多くの操作はフットスイッチでできるため(**図23a**, **b**)，コントロールパネルのカバーは行っていない．また，必要なときはスタッフを呼ぶことにしている．

CHAPTER 6　歯科ユニットのバリアテクニック

はずしかた

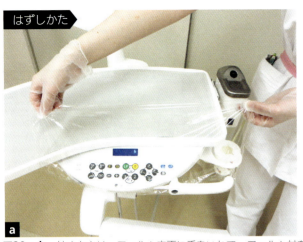
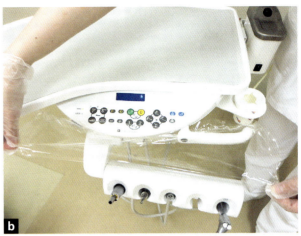

図20a, b　外すときは，フィルム内面に手をいれて，フィルム材を裏返し，そこから全体を包み込むように丸めながら外していく．

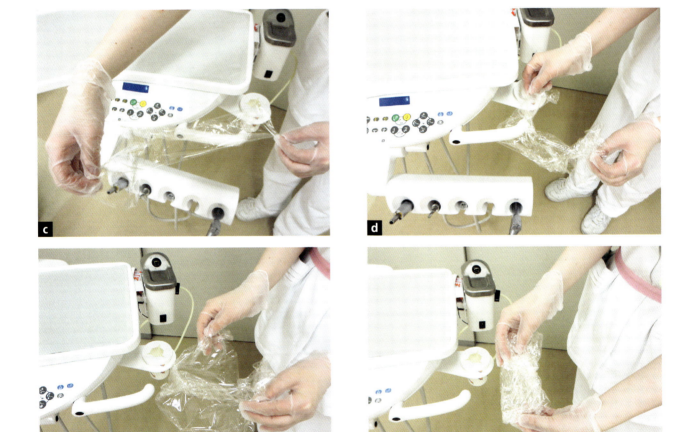

図20c〜f　最後に全部を包んで小さくしてゴミとする．最初に外す部位は決まっていない．ユニットのタイプによって，手を入れやすい部位を決めておくとよい．手袋も汚染されず，汚染部を包み込んで表に出ないため有用である．

PART 3 バリアテクニック

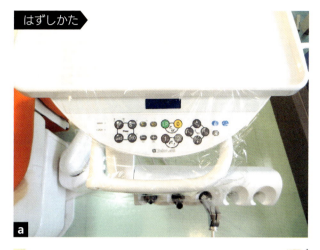
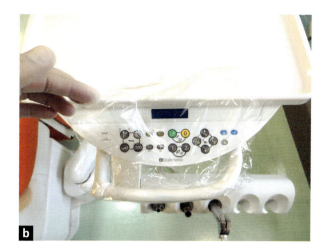
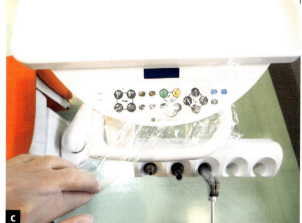
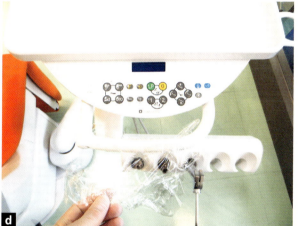

図21a〜d U字型も方法は同じである．テーブル・ハンドルの間に凹凸があるので，そこから手を入れると外しやすい．なお，フィルムの緊張が強いとハンドルを持てないので，ハンドルにフィルムをかけるときは余裕をもたせたほうがよい．

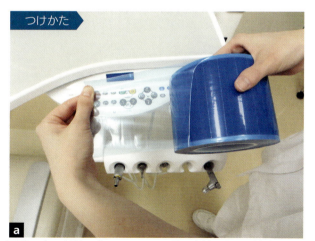
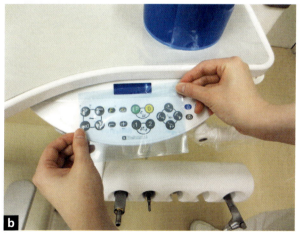

図22a, b 市販のブルーフィルムを貼る方法もある．粘着フィルムで，ずれなくてよいが，ハンドルでは粘着面どうしが接着して外しにくい．

CHAPTER 6 歯科ユニットのバリアテクニック

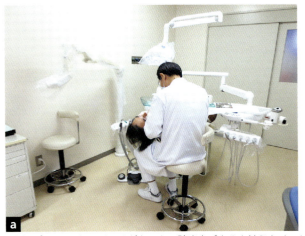
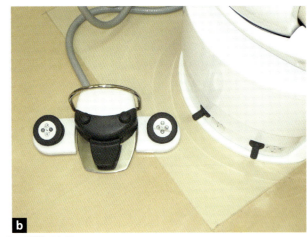

図23a, b フットスイッチがあると，診療中パネルを触らなくてもよいので便利である．

6-3 バキューム，3Wayシリンジのバリア

　バキューム，3Wayシリンジの形は，メーカーによってさまざまである．

　一般に，バキューム・3Wayシリンジは，柄の部分がそのホルダー内に収納されるため，ホルダー内面も汚染される可能性が高い（**図24**矢印）．そのため，**ホルダーにもカバーが必要**である（**図25**）．ホルダーのバリアには，その大きさに合ったポリ袋を用意する．

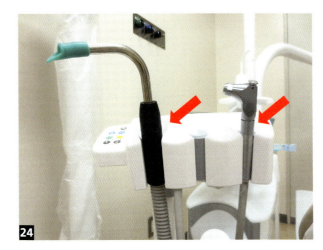

図24 バキュームなどのホルダーのバリア．バキュームのカバーを行う場合，握る部位がホルダー内に収まり，ホルダー内部も汚染されるため，バキュームとホルダーのカバーが必要．

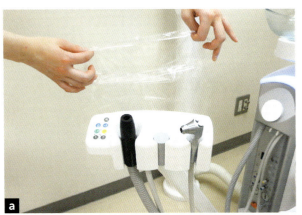
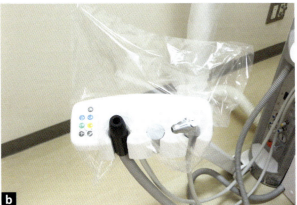

図25a, b まず，ホルダーのカバーを行う．カバーは単純にホルダーの大きさに合ったポリ袋をそのまま被せればよい．その際，バキュームはポリ袋の外に出ることになる．九州医療センター歯科口腔外科では介助者は3Wayシリンジは使用しないので，シリンジはカバーの内側に収納されたままである．

バキュームのバリア（図26〜28）

バキューム本体のカバーは，その形・大きさに合わせてスリーブを購入して使用することで，手間が省けて楽である（図26a〜f）．多くのスリーブは先端に切れ込みが入っており（入っていないときは，ハサミで5mm程度切れ込みをつければよい，図26c），バキュームチップ・3Wayシリンジ先端を出すのは容易である．

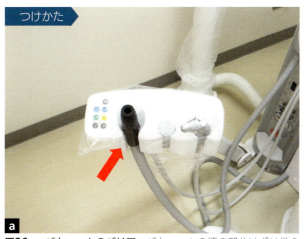

図26a バキュームのバリア．バキュームの柄の部分はポリ袋の外にある．

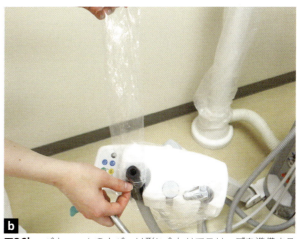

図26b バキュームのカバーは形に合わせてスリーブを準備すると簡単である．柄の大きさに合わせたスリーブを用意してかぶせる．

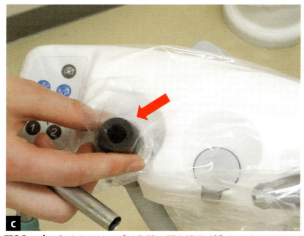

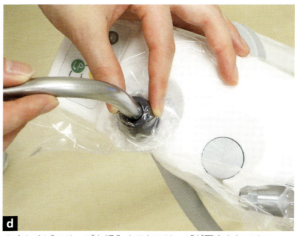

図26c, d 多くのスリーブは先端に切れ込みが入れてあるので，切れ込みを少し広げてチップを挿入するとスリーブが固定されてよい．

CHAPTER 6 歯科ユニットのバリアテクニック

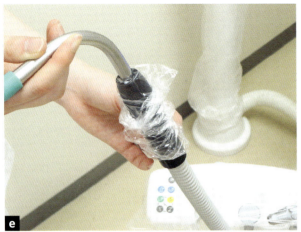 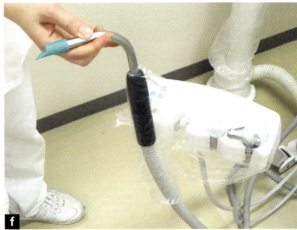

図26e, f バキュームを持ち上げるとスイッチが入り，カバーが吸い込まれてしまいバキュームをカバーできないので，ホルダー内にバキュームを収納した状態か，バキュームを持ち上げてもホルダー内のスイッチを押して吸引が起こらない状態で行う．

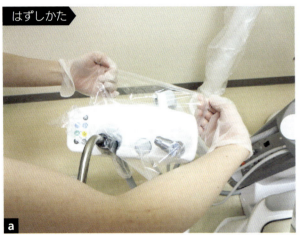 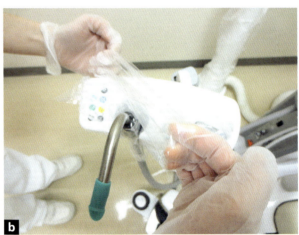

図27a, b 外す際は，まずホルダーのポリ袋内面（唾液がついておらずきれい）に手を入れ，バキュームを包み込むようにする．

PART 3　バリアテクニック

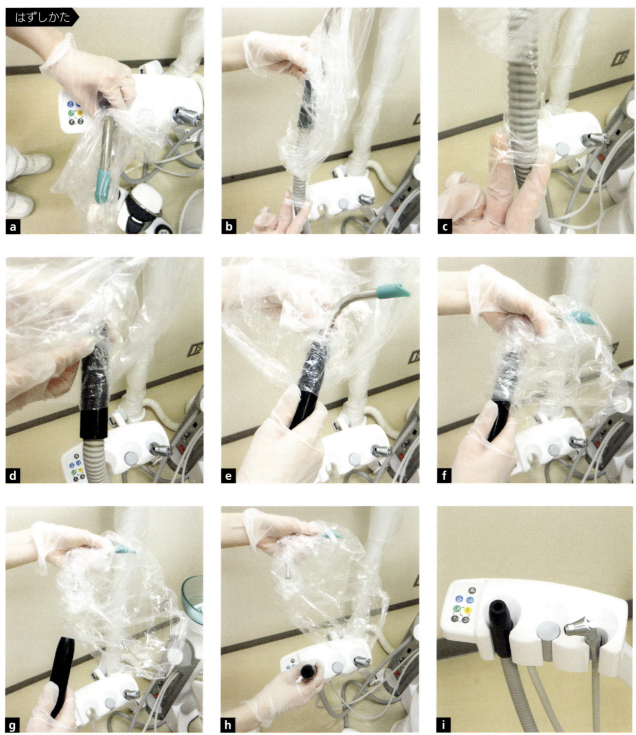

図28a～i　包み込んだバキュームを持ち上げ，コップの水を吸引し，バキューム内を洗浄する．つぎに，スリーブ内面に手を入れて上方にめくりあげる(**b**, **c**)と，バキュームの柄の面が出るので(**d**)，そこを持ってスリーブとバキューム本体を引き抜けば(**e**～**i**)，手袋はまったく汚れない．

3Wayシリンジのバリア(図29〜32)

3Wayシリンジは，本体そのものが滅菌できるタイプ，先端を外して滅菌できるタイプ，先端がディスポーザブルのタイプがある．

外すときは，ホースを持ってスリーブ内に指を入れてめくりあげるようにすると，手を汚さず容易に外せる(図31a〜d)．

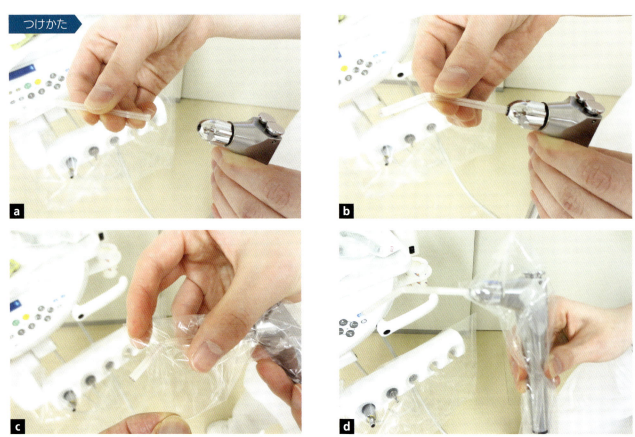

図29a〜d　3Wayシリンジのバリア．3Wayシリンジは各メーカーによって形が色々である．九州医療センター歯科口腔外科では先端が取り外せるディスポーザブルのものを使用している(a, b)．バキュームに用いる同じスリーブを用いてカバーしている(c, d)．

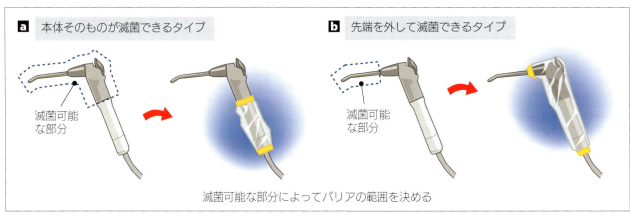

図30　3Wayシリンジは，本体そのものが滅菌できるタイプ(a)，先端を外して滅菌できるタイプ(b)，チップがディスポーザブルのタイプがある．

PART 3　バリアテクニック

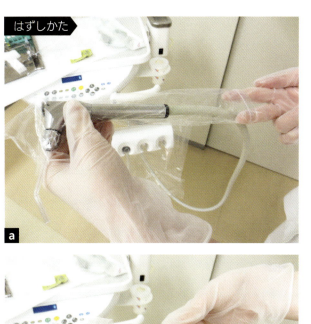
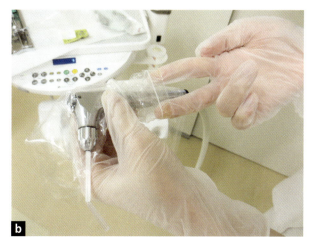
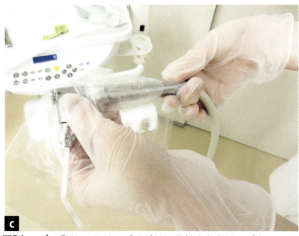
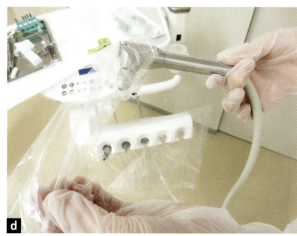

図31a〜d　3Wayシリンジのバリアを外すときは，バキュームと同じようにスリーブ内面に手を入れて不潔領域をまくり上げるようにし（a，b），本体が出たところで反対側の手で掴んで（c），チップごと引き抜いている（d）．この方法は，この写真で右手は清潔，左手は不潔になるので，注意が必要．九州医療センター歯科口腔外科では，バキュームホルダーと同じように，タービン・エンジンホルダーもポリ袋ですっぽり覆ってしまうので，ホルダーのカバー内面に手を入れて全体を包み込むように外すため，両手とも不潔にならない．

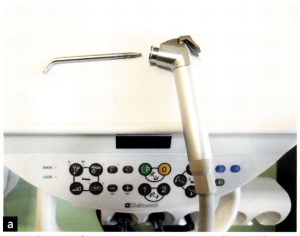
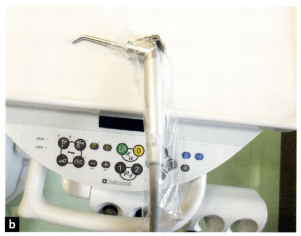

図32a, b　チップのみを外して滅菌できるタイプ．チップがディスポーザブルでないタイプも，バリアの方法は同じである．

6-4 タービン・エンジンのバリア

ハンドピースのバリア

タービン，エンジンのハンドピースは，滅菌できるためにカバーの必要はない．しかし，**ハンドピース接続部からホースは汚染されやすい**部分である．この部分もスリーブを用いれば容易にバリアできる(**図33a～d**)．どこの部位でも同じであるが，スリーブが長すぎると，外すときが大変であり(**図34, 35**)，逆に短いと，まくり上がってバリア効果がなくなってしまう．

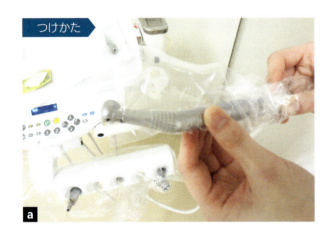
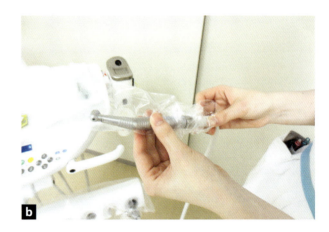
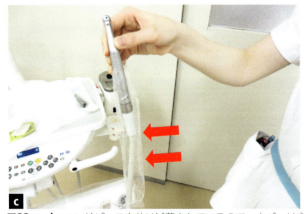
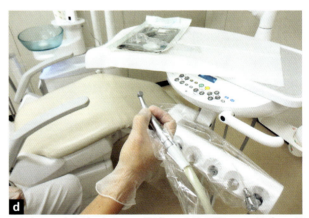

図33a～d ハンドピース自体は滅菌されているので，カバーは必要ない．しかし，ホルダーからハンドピースを取る際，ハンドピース接続部(矢印)からホースは汚染されやすいため，ライトハンドルやバキュームに用いる同じスリーブを用いてカバーを行っている．

PART 3　バリアテクニック

はずしかた

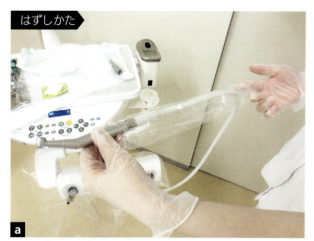
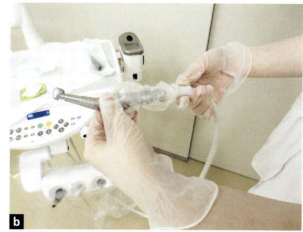

図34a, b　外し方は，バキューム・3wayシリンジと同じである．スリーブ内面に手を入れて，汚染面をめくり上げる．スリーブ内面に手を入れて汚染面をめくり上げる．

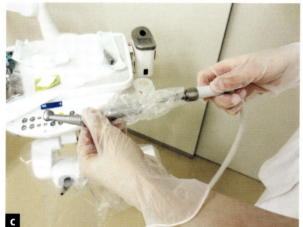
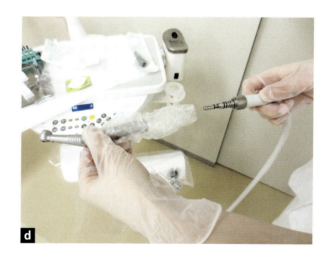

図34c, d　ハンドピースとホースの接続部を持って引き抜く．

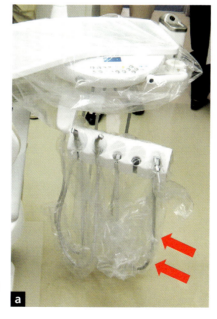
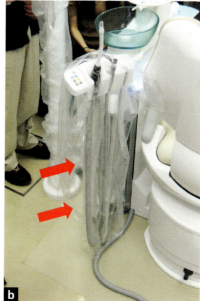

図35a, b　カバーが長く，多い（矢印）と，外すときが大変である．スリーブはホース接続部から30cmあれば十分である（**b**）．

79

CHAPTER 6 歯科ユニットのバリアテクニック

ホルダーのバリア

歯科ユニットには，ハンドピースなどのそれぞれの器具を収納するホルダーが必ず存在する．

歯科ユニットの機種によってホルダーのタイプは，つり下げタイプ，置き型タイプがある（**図36a**，**b**）．置き型タイプでは，ハンドピースを出し入れする際にホースがホルダー中を移動するため，汚染物を除去しにくい（**図**

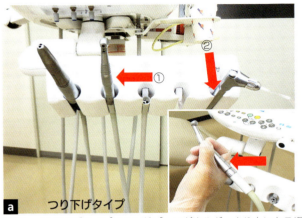
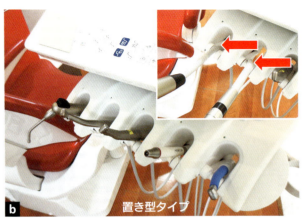

図36a つり下げタイプでハンドピースがホルダーより上にある場合は（矢印①），ホルダー内面が汚染される可能性は低いが，3Wayシリンジ（矢印②）のように柄の部分がホルダー内に収まる場合は，ホルダー内面が血液・唾液で汚染される可能性が高いため，カバーが必要である．
図36b 置き型タイプでハンドピース，3Wayシリンジの柄の部分がホルダー内に収納されるタイプでは，器具を出し入れする際にホースがホルダー内を移動する（矢印）ため，内部が汚染されやすく，注意が必要である．

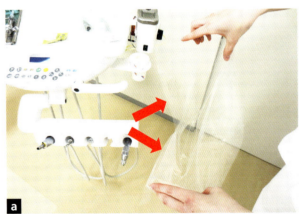
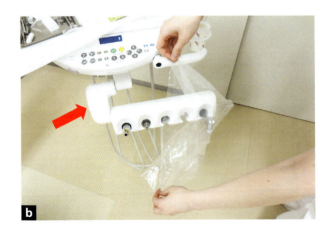
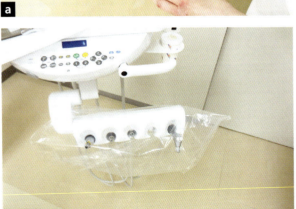
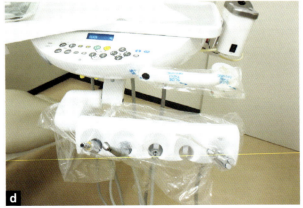

図37a～d 九州医療センター歯科口腔外科ではユニット更新時につり下げタイプに機種を統一した．大きさを合わせたポリ袋を準備し，ユニット本体との接続部（**b** 矢印）を考慮し，袋に縦に1/2ほど切れ目を入れて（**a** 矢印），そのままホルダーごとすっぽりとカバーしている．

PART 3 バリアテクニック

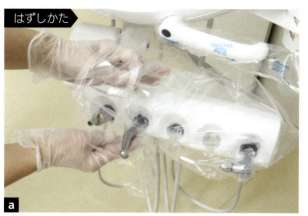
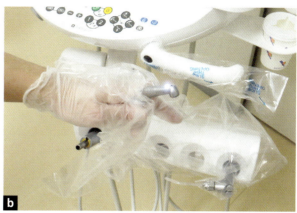

図38a, b 袋の外側は汚れているが,内側は汚染されていない.まず,袋の内側に手を入れて,袋で包んでハンドピースをつかんで持ち上げ,ホルダーより外す.

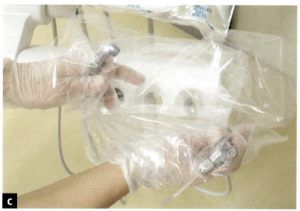
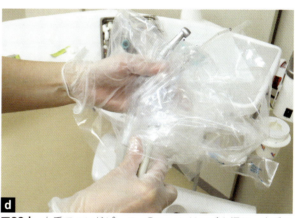

図38c つぎに,3wayシリンジも同じように,袋の内側より包み込んでホルダーより外す.

図38d 左手でハンドピース・3wayシリンジを握り,右手でホースの内側に手を入れてスリーブをめくりあげる.

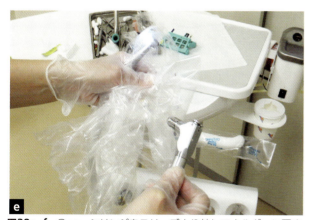
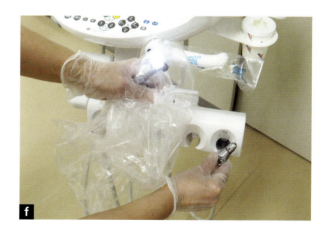

図38e, f 3wayシリンジをスリーブより外してホルダーに戻す.

36b).九州医療センター歯科口腔外科ではつり下げタイプのユニットを使用している(**図37a〜d**)が,細菌検査で,タービン・エンジンのハンドピースのように握る部分がホルダーよりかなり上方にある場合は汚染度が低いが,前述のバキューム・3Wayシリンジのように握る部分がホルダー内に収まる場合は,**ホルダー内面の汚染が存在**することが判明した.そこで,九州医療センター歯科口腔外科ではホルダーもまとめてカバーを行っている(**図37**).大変面倒であるようだが,単純にその大きさに合ったポリ袋を用意して被せているだけである.また,

CHAPTER 6 歯科ユニットのバリアテクニック

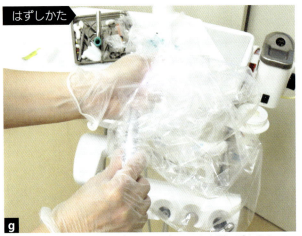

図38g 同じようにタービンでは，ホースの内側に手を入れて，スリーブをめくり上げる．

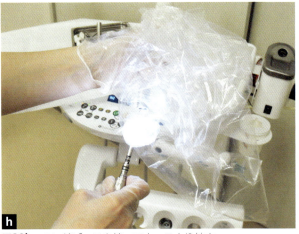

図38h ハンドピースを持ってホースより外す．

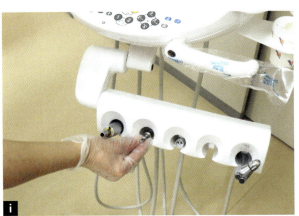

図38i ハンドピースを外して，ホルダーに戻す．

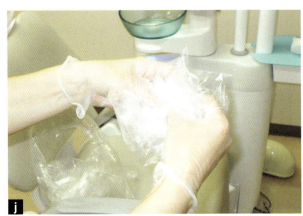

図38j 外した袋は両手で包み込んで小さくする．

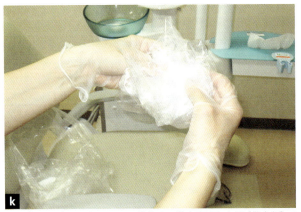

図38k 両手でつかんでいる部分は，袋を裏返した面（袋内側）であり，汚染されていない面を触っている．

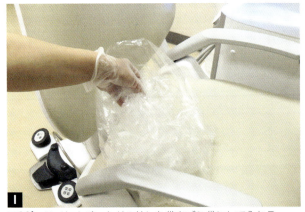

図38l ライトカバーなどの外した袋をゴミ袋にして入れる．

フィルムでその部位のみカバーする方法もある．いずれにしても，診療室の環境，ユニットの形に合わせて工夫が必要である．

外す際は，カバー内面はまったく汚染されていないため，内部に手を入れて汚染面を包み込むように外す．そのときにタービン・3Wayシリンジも一緒に包めば，容易にハンドピースを着脱でき，3Wayシリンジのシリンジも容易に外せる（図38a〜j）．

PART 3　バリアテクニック

6-5　口腔外バキュームのバリア

　口腔外バキュームは，治療時に頻回に触る（**図39a～d**）．口腔外バキュームのアームにグリップが付いている場合は，グリップを外して滅菌できるため，患者ごとに交換すればカバーの必要はない．

　グリップがない場合は，診療中にPCフードの位置を変更する際にアームを手袋で触るため，**第3あるいは第4アームまではカバー**を行ったほうがよい（**図40a～d**）．メーカーから専用のカバーが発売されているが，値段が高いため，よく触る部分のみをラップフィルムでカバーするか，傘袋・野菜袋・花袋などの長めで幅広のポリ袋を購入して使用してもよい．九州医療センター歯科口腔外科では，メーカーから発売されているカバーを切って長さを短くして使用している．

　カバーを外すときは，他の部位と同じように指をカバー内部に入れて臨床的接触表面を包み込むように外している（**図41a～d**）．

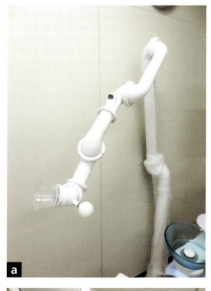
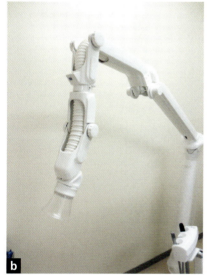
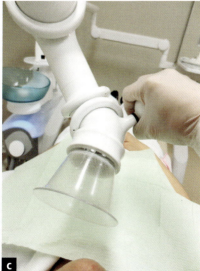
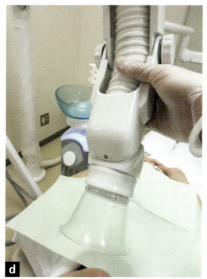

図39a～d　口腔外バキュームは，診療中に頻回に口腔内を触った手袋で動かすため汚染される．ジャバラやアームに唾液・血液が付着すると，取り除くためには手間と時間がかかる．

CHAPTER 6 歯科ユニットのバリアテクニック

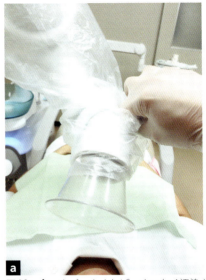
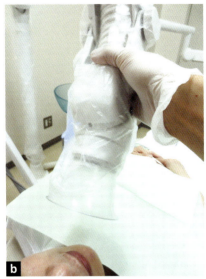
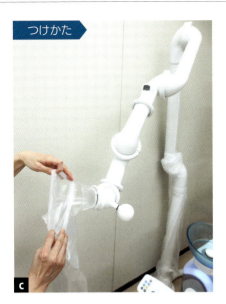

図40a, b カバーをすれば，まったく汚染されない．

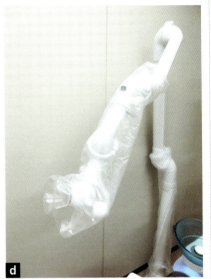

図40c, d アームは頻回に触るため，カバーは第3〜4アームまで行ったほうがよい．

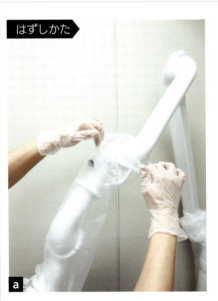
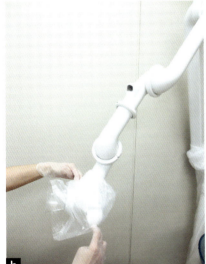
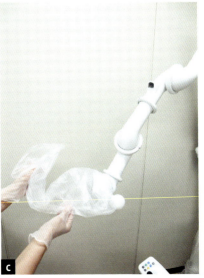
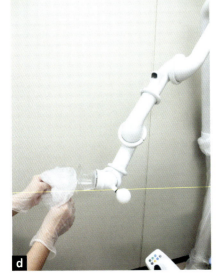

図41a〜d 外すときは，他の部位と同じようにカバー内部に手を入れて（**a**），内面を反転させて包み込むように外す．先端部はエアーゾルでかなり汚染されているが，口腔と直接に接するわけではないので，治療終了時に洗浄後，ステリハイドによる消毒を行う．アルコールでは汚れはとれない．

PART 3　バリアテクニック

6-6　歯科用顕微鏡のバリア

　最近，歯科用顕微鏡を用いた治療が多く行われるようになった．歯科用顕微鏡は診療中の位置決めのために頻回に術者が手袋で触る機器である（**図42**）ので，基本的にはレンズ・ハンドルも含めて歯科用顕微鏡全体をカバーすることが望ましい（**図43a〜d**）．**最低でもハンドルのカバーは必要**である．九州医療センター歯科口腔外科では，ユニットに用いるポリ袋に切れ目を入れ，全体を覆うようにカバーしている．この場合は，袋がずれないよう，セロテープで2〜3か所固定している（**図44a〜f**）．

　外すときは，汚れていない内面を反転させ，臨床的接触表面を包み込むように外している．

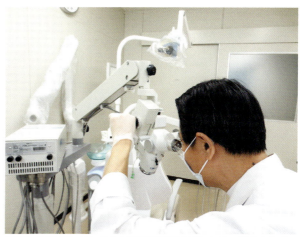
図42　顕微鏡もハンドルが臨床的接触表面となり，汚染される．

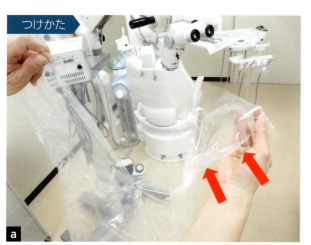
図43a　顕微鏡の大きさに合わせて袋を準備する．そのままではアームにかかりにくいので，切れ目を入れる．

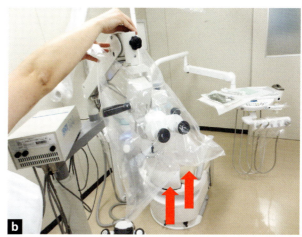
図43b　上からではなく，レンズがある下から上方へ（矢印）袋でレンズ全体を包み込む．

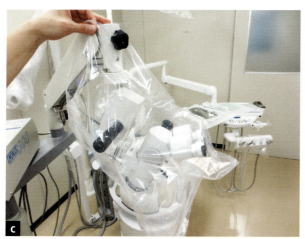

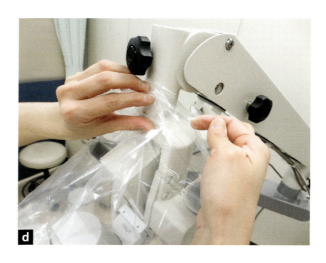

図43c, d　袋がずれないようにセロテープで固定する．

85

CHAPTER 6 歯科ユニットのバリアテクニック

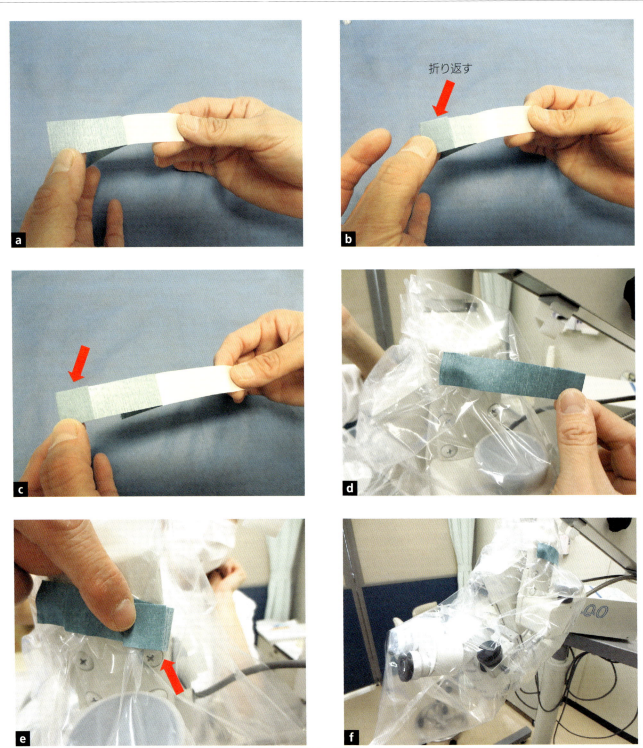

図44a〜f 袋が診療中落ちてくるため，セロテープで上方を留める．その際，テープの切断部を折り返しておくと（**a〜c**），外すときに外しやすい（この写真では折り返しがわかるよう，色つきテープを使用）.

86

PART 3　バリアテクニック

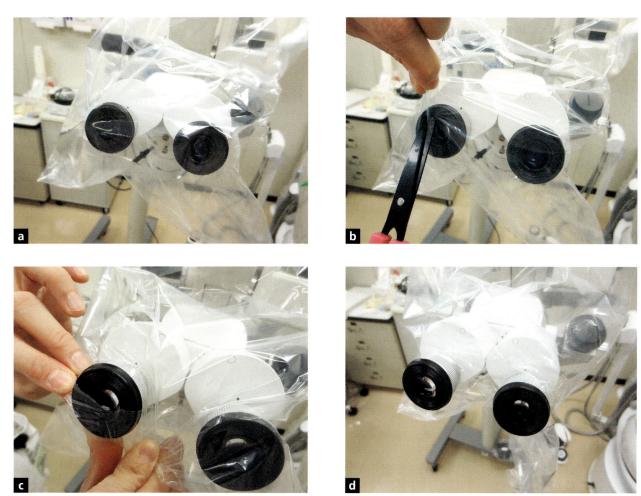

図45a〜d　レンズの部分は，はさみでカバーに切れ目を入れて(**b**)，出しておく(**c, d**).

6-7　スピットンとユニット本体のバリアは？

スピットンのカバーは必要？

スピットンは患者がうがいを行う部位であり，内部はかなり汚い（**図46**）．時にはうがい液がスピットンからユニット側にこぼれてしまうこともある．さて，この部位をどのようにするか．九州医療センター歯科口腔外科では何も行っていない．なぜなら，**診療中・診療後も，スピットンを術者が触り，その手で患者の口腔内の処置を行うことはないから**である．この部位は診療後に通常の清掃で十分である．ユニット側にうがい液がこぼれた場合は，医療用清拭シートで清拭することで十分と思われる．

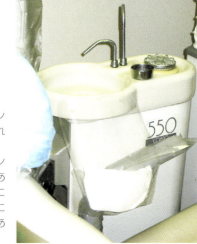

図46　スピットンは患者の唾液で汚れるのは当然である．このようなエプロンが果たして必要であろうか．患者ごとに交換する際に，逆に汚染を広げそうである．

ユニット本体にカバーは必要？

ユニット本体にカバーをかける施設が時々見受けられるが，これは過剰と思われる．まず，診療中に患者の口腔内液が口腔外へ首筋を経て流れて，ユニット表面に付いても，それは清拭で十分である．まさか，清拭した手袋で患者の治療を行うことはないだろう．ヘッドカバーも通常のカバーで十分である．

6-8　診療内容とバリアの領域・コスト

歯科用ユニットの**バリアの基本領域は，テーブル表面・テーブルハンドル・ライトハンドル**である．そのほかは診療内容によってバリア領域を増やして単純にカバーすればよい．バキュームを用いる診療行為では唾液などの飛散が予想されるため，当科ではハンドルも含めてライトをポリ袋で覆っている．そのコストは使用する材料によって変わってくる．

診察のみの場合のバリアの領域

口腔内を審査する歯周検査のみのときなどは，ライトハンドル（片側のみでもよい），**テーブルハンドル**をバリアする（**図47a〜c**）．

タービン，エンジンを使用しない根管治療，義歯製作などの場合のバリアの領域

根管治療，義歯製作などのときは，基本領域，バキューム，3Wayシリンジ（**図48a〜c**）をバリアする．

PART 3　バリアテクニック

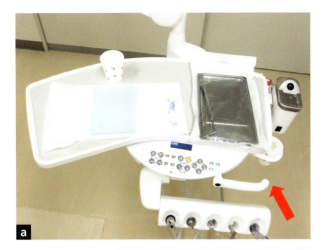

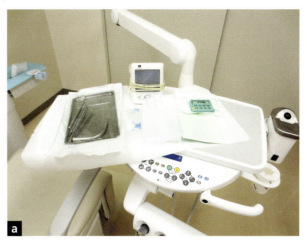

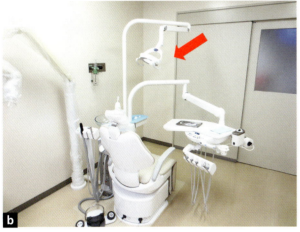

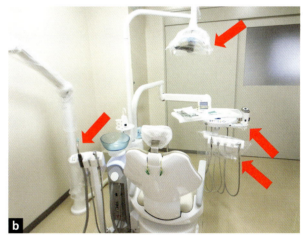

基本セット	デンタルエプロン　6.0円 紙コップ　4.2円 ヘッドキャップ　7.8円	計18.0円
個人防御	マスク　4.0円 グローブ　4.0円	計8.0円
バリア関連	ソフトシーツ(2枚)　6.5円 BSA サーフェスプロテクト B　4.2円 BSA サーフェスプロテクト A　2.5円	計13.2円
c	1回の準備に必要なコスト	合計39.2円

図47a～c　診察のみの場合のコスト．テーブルのシーツは通常1枚で十分であるが，当科のユニットはテーブルが大きいため，2枚使用している．バリアする部位は，ライト，テーブルのハンドルの2か所のみ．バリア関連のコストは13.2円．

基本セット	デンタルエプロン　6.0円 紙コップ　4.2円 ヘッドキャップ　7.8円	計18.0円
個人防御	マスク　4.0円 グローブ　4.0円	計8.0円
バリア関連	ソフトシーツ(2枚)　6.5円 BSA サーフェスプロテクト A (1枚)　2.5円 BSA サーフェスプロテクト B (2枚)　8.4円 ライトカバー　3.4円 バキュームホルダーカバー　1.3円 タービンホルダーカバー　4.7円	計26.8円
その他	消毒用エタノール　13円 3way シリンジチップ　20円	計　33円
c	1回の準備に必要なコスト	合計85.8円

図48a～c　タービン・エンジンを使用しない根管治療・義歯製作の場合のコスト．**図47**の基本領域では，ライトハンドルはハンドルのみカバーしたが，バキュームを使用する処置ではライト全体を覆うカバーに変更する．当科では3Wayシリンジのチップはディスポーザブルを使用している．バリア関連のコストは26.8円．

形成，抜髄などタービン，エンジンを使用する場合のバリアの領域

　形成，抜髄するときは，基本領域，バキューム，口腔外バキューム，3Wayシリンジ，タービンあるいはエンジン(**図49a～c**)をバリアする．

CHAPTER 6 歯科ユニットのバリアテクニック

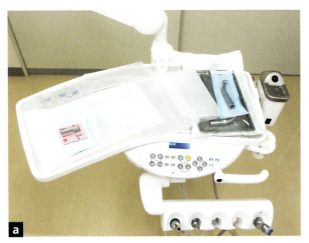

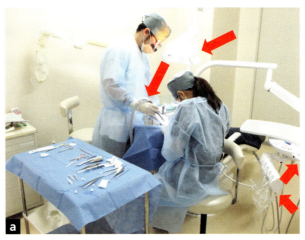

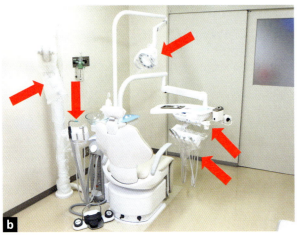

基本セット	デンタルエプロン 6.0円 紙コップ 4.2円 ヘッドキャップ 7.8円	計18.0円	
個人防御	フェイスシールドマスク 54円 メディカルキャップ 32円 ガウン 50円 滅菌グローブ 48円		2人 計368円
バリア関連	滅菌穴シーツ 189円 滅菌シーツ 137円	計326円	計346.3円
	BSA サーフェスプロテクト A 　　　（1枚） 2.5円 BSA サーフェスプロテクト B 　　　（2枚） 8.4円 ライトカバー 3.4円 バキュームホルダーカバー 1.3円 タービンホルダーカバー 4.7円	計20.3円	
b	1回の準備に必要なコスト		732.3円

図50a, b 抜歯などの外科処置の場合のコスト．埋伏歯の抜歯の際は，タービン・エンジンを使用するが，当科では術者・介助者への血液の直接の暴露を避けるため，ガウン（滅菌していない）を着用している．また，滅菌シーツ（敷布）を用いるためにコストが高くなっているが，バリアのみのコストは20.3円と非常に低い．

抜歯など外科処置の場合のバリアの領域

抜歯など外科処置のときは，基本領域，バキューム（**図50a, b**）をバリアする．

抜歯などの外科処置の場合，九州医療センター歯科口腔外科では中央消毒室で滅菌したバリア材を使用している．滅菌バリア材も市販されている．診療所で滅菌する場合，性状から高圧蒸気滅菌はできないので，ガス滅菌となる．しかし，一般的でないため，アルミホイルであればパックしての高圧蒸気滅菌が可能で，滅菌操作で性状が変化することもなく手軽に行える．

基本セット	デンタルエプロン 6.0円 紙コップ 4.2円 ヘッドキャップ 7.8円	計18.0円	
個人防御	マスク 4.0円 グローブ 4.0円	計8.0円	
バリア関連	ソフトシーツ（2枚） 6.5円 BSA サーフェスプロテクト A 　　　（1枚） 2.5円 BSA サーフェスプロテクト B 　　　（2枚） 8.4円 ライトカバー 3.4円 バキュームホルダーカバー 1.3円 タービンホルダーカバー 4.7円	計26.8円	計57.0円
	口腔外バキュームカバー	30.2円	
その他	消毒用エタノール 13円 3way シリンジチップ 20円	計33円	
c	1回の準備に必要なコスト		116.0円

図49a〜c 形成・抜髄などタービン・エンジンを使用する場合のコスト．1回の準備に必要なコスト116.0円，バリアコスト57.0円．＊口腔外バキュームカバーをラップフィルム等に変更すれば，1回の準備に必要なコストは85.8円，バリア関連コストは26.8円
バリアする部位は，ライト，テーブルのハンドル，バキューム，タービン，3way シリンジ，口腔外バキューム．

PART 3　バリアテクニック

6-9　バリア材の外し方と，外すときの注意

　バリアを行う場合，必ず外す**順番・方法を決める**必要がある（**図51**）．外し方には，外す人の手袋がバリアの外側（唾液・血液で汚染された表面）を触って手袋が汚れる方法と，バリア内側（まったく汚れていない表面）を触って，手袋が唾液・血液で汚染されない方法がある．方法をきちんと決めておかないと，外す際に汚染を広めてしまう

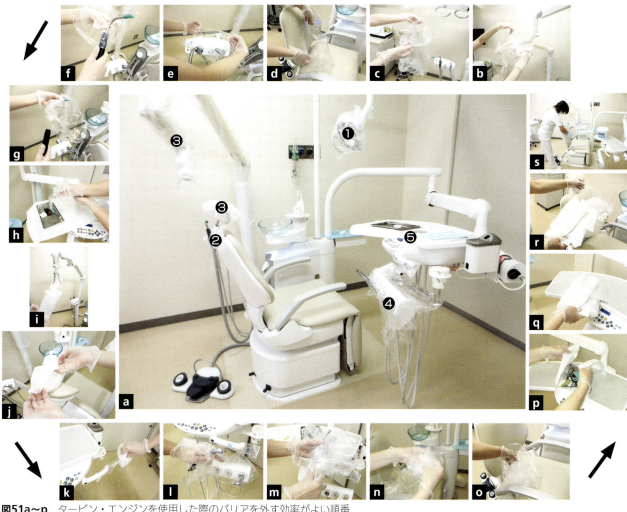

図51a〜p　タービン・エンジンを使用した際のバリアを外す効率がよい順番．
❶まずライトのカバー（ポリ袋）を外して，ユニット上に置き，ゴミ袋とする（**b〜d**）．
❷バキュームチップをバキュームホルダーから外し，外したバキュームチップは包んだポリ袋からテーブル上のバットに落とす．ポリ袋はユニット上のゴミ袋に入れる（**e〜h**）．
❸口腔外バキュームカバー，またはヘッドレストカバーを外し，外したカバーで汚染されたテーブルハンドルのカバーを外す（手袋が汚れない）（**i〜k**）．
❹ハンドピース，3Wayシリンジのスリーブを外す．外したカバーはゴミ袋へ捨てる（**l〜o**）．
❺最後に，テーブル上の器具を防水シーツで包んで，ゴミ袋と一緒に消毒コーナーへ運搬する（**p〜s**）．
【注意】
■外し忘れがないようにする
■外すときに，バリアをしていない部分に触れないようにする
■外したバリア材は，1か所にまとめる
■外したバリア材は，医療廃棄物として処理する

CHAPTER 6 歯科ユニットのバリアテクニック

ことになる．

基本的にバリアされた機器の内側は「きれい」である．バリアを外す際に汚れた手袋で内面を触れば，汚染されてしまって何のためにバリアを行ったかわからない．

バリア材の外し方は，ユニットの機種・バリア材によって方法が異なる．九州医療センター歯科口腔外科ではバリア内面から汚染された面を包み込む方法（手袋が汚れない方法）で外している．被せた袋類は内面に手を入れて捲り上げる，あるいは包み込むようにすれば，機器表面は「きれい」な状態のままで，手袋も汚染されない．

6-10 バリアに用いる材料リスト

バリアに用いる材料リストの例を**図52a**, **b** で示そう．

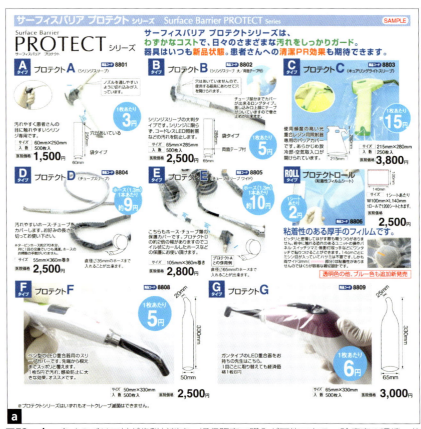
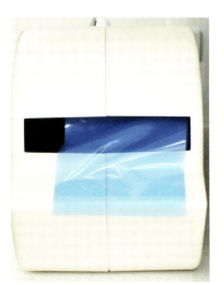

図52a, b 多くのバリア材が歯科材料店・通信販売で購入が可能である．診療室の環境・使用機器に合わせて購入すればよい．滅菌バリア材も販売されている．**b**：ブルーフィルム．

PART 3 バリアテクニック

lecture 4
技工関連のクリニカルクエスチョン
「一般歯科診療時の院内感染対策に係る指針」[1]に関連した本書での説明と資料③

> アルジネート印象採得後，印象体を消毒薬で消毒すると流水下での水洗いよりも，院内および技工所の感染防止に有効ですか？　【指針[1]質問13より】

> 技工物の製作過程で歯科医師と技工士が消毒に関する情報交換を行うことは，院内および技工所の感染防止に有効ですか？　【指針[1]質問14より】

　多くの歯科医院では，寒天・アルジネート連合印象が用いられている．印象物には血液・唾液が付着しており，単純に流水のみでの洗浄ではこれらの除去はできない．

　大西らは，印象物は容器に入れ，泡容器に入れたタンパク分解酵素系洗浄剤にてタンパク質を分解して水洗後，消毒を行うことを提唱している[2]．消毒剤としては，次亜塩素酸ナトリウム溶液「インプロステリンプラス」（太平化学産業）の20倍希釈（1500ppm）を用い，印象物は60分間浸漬し，石膏を流し込んでいる．九州医療センター歯科口腔外科では「ハイゴジェットシステム」（デュールデンタル，タカラベルモント，**図1**）を用いている．なお，技工物指示書には患者の感染症情報を記入することが望ましい．

参考文献
1. 日本歯科医学会厚生労働省委託事業「歯科保健医療情報収集等事業」一般歯科診療時の院内感染対策作業班．一般歯科治療時の院内感染対策に係る指針．2014．
2. 前田憲昭，大西正和．補綴物製作過程における感染対策2012：最新事情とその実践．QDT 2012；37(9)：22-42．

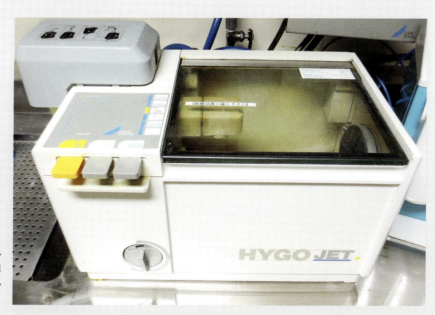

図1　「ハイゴジェットシステム」（デュールデンタル，タカラベルモント）．本製品の専用薬剤「MD520」の基剤はグルタールアルデヒドである．

CHAPTER 7 歯科用機器・器具のバリアテクニック

CHAPTER 7
歯科用機器・器具のバリアテクニック

光照射器，レーザー，電気メス，超音波スケーラーのバリアテクニックについて解説しよう．いずれも口腔内に使用され，使用頻度が高い機器である．洗浄して滅菌できないものもあり，注意が必要である．

7-1 光照射器

光照射器は滅菌できないが，患者の口腔内に入るライトガードと，術者が治療中に手袋で触れるハンドル（柄）部分が汚染されやすい．口腔内に入るライトガードのみカバーする方法や，ハンドルをラップフィルムで覆う方法などがあるが，九州医療センター歯科口腔外科では，ポリ袋に機器を入れて全体をすっぽり覆った状態で使用している（**図1a～c**）．カバーをしても，光源が減弱して硬化に支障をきたした経験はない．

非常に簡便で機器はまったく汚染されず，外すときも袋の中に手を入れて汚染領域を包み込むようにして外せば，手も汚れず簡単である（**図1d～f**）．

また，歯科メーカーからは光照射器用のスリーブ「G-ライト衛生カバー」（ジーシー），「ペンキュアープロテクター」（モリタ）なども販売されている．

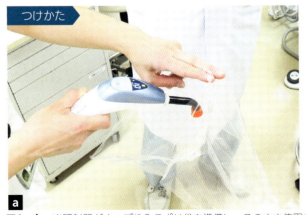 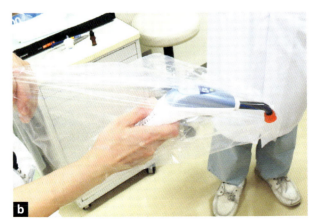

図1a, b 光照射器がすっぽり入るポリ袋を準備し，そのまま使用する．

PART 3 バリアテクニック

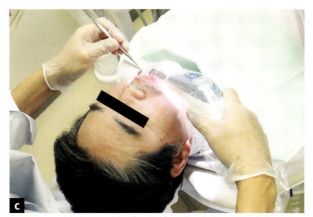

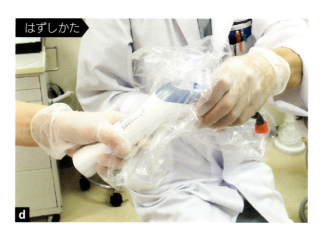

図1c　ハンドル・ライトガードがカバーされ，機器本体はまったく汚染されない．

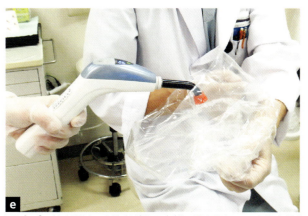

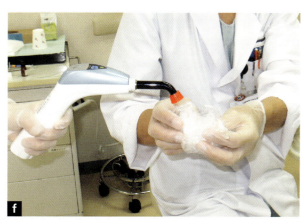

図1d〜f　外す際は，介助者が袋の内部に手を入れて，本体を把持して引き抜けば，まったく汚れない．

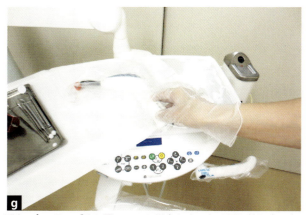

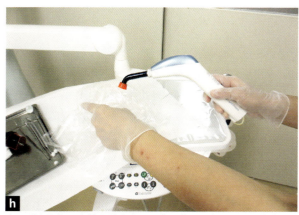

図1g, h　テーブルに置いている場合もまったく同じ外し方である．袋の中に手を入れて本体を引き出し，袋の内面を裏返して，術者あるいは介助者が包んで廃棄する．

CHAPTER 7 歯科用機器・器具のバリアテクニック

7-2 歯科用レーザー

　レーザーのフォーカスヘッドは口腔内に挿入して使用するが，外して滅菌可能である．しかし，フォーカスヘッドは小型のため，診療時には接続するハンドピースを持ってレーザーを照射するが，ハンドピースは外せないので，血液などで汚染された手袋で術者が保持するハンドピース部はカバーが必要である．機種にもよるが，タービン，エンジンに使用するスリーブを用いると容易にハンドピースのバリアができる（**図2a～f**）．

　外すときはファイバー部を持ち，スリーブ内に親指と人差し指を入れて，スリーブをまくり上げるようにすると，血液・唾液で汚染された部位を包み込むようにして外せる．

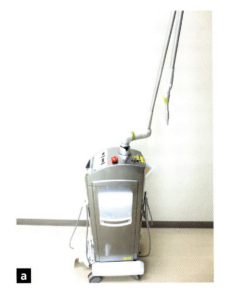
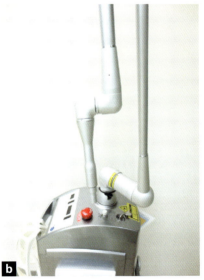
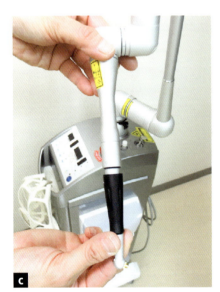
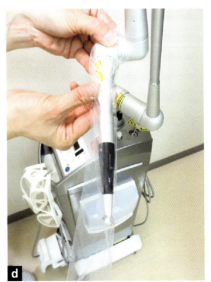
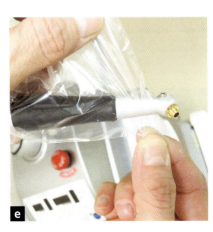
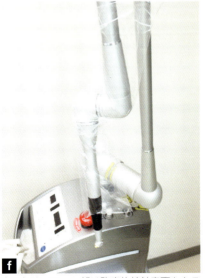

図2a～f　レーザーのフォーカスヘッドは外して滅菌できるが，接続部からアームを術者は把持するため，アーム部は臨床的接触表面となる．カバーする際は，バキュームなど他の部位と同じようにスリーブを使用するとよい（**d～f**）．

7-3 電気メス

　電気メスは，チップ・ハンドピース（コード部を含む）ともに外して滅菌が可能である．ハンドピースの滅菌ができない場合は，タービン・エンジン用のスリーブを用いてカバーするが，チップとハンドピースとの接合部は血液で汚染されやすく，感染のリスクが高いので，接合部が出ないよう工夫が必要である（**図3a～e**）．なお，オートクレーブは135度以下で行い，乾燥工程は行ってはならない．また，オートクレーブ後は，濡れたまま電気メスを使用すると感電する場合があるので，十分に自然乾燥させて使用しなければならない．

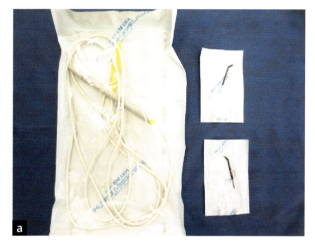

図3a～e　電気メスは，チップ・ハンドピースが滅菌できるため，カバーの必要はないが，ハンドピースが滅菌できないときは，同部を他の部位で用いているスリーブでカバーするとよい（**c～e**）．

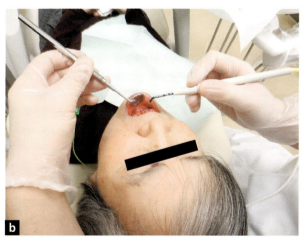

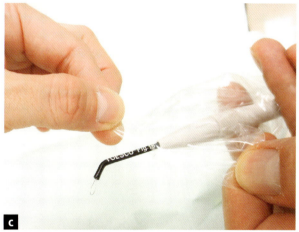

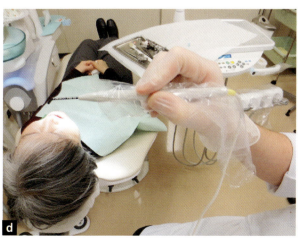

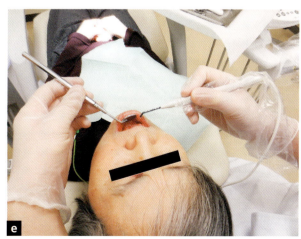

CHAPTER 7　歯科用機器・器具のバリアテクニック

7-4　超音波スケーラー

　超音波スケーラーは，チップ・ハンドピースともに外して洗浄・滅菌が可能である．操作パネルが付いている機種は，処置中に手袋で触る場合には，パネルはラップフィルムでカバーする(**図4a**)．ハンドピースコードは，タービン・エンジンと同じ扱いをする(**図4b**)．

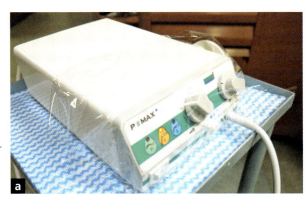
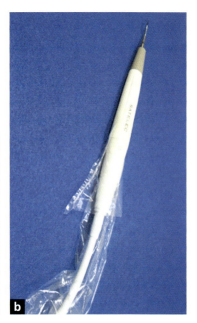

図4a, b　操作パネルが付いている機種は，処置中に手袋で触る場合には，パネルをラップフイルムでカバーする(**a**)．ハンドピースコードは，タービン・エンジンと同じ扱いである(**b**)．

7-5　口腔内カメラ

　口腔内カメラは，口腔内に挿入する場合にはカバーが必要である．歯科メーカーから口腔内カメラ全体を覆う専用のスリーブ(「WAVE PICT SD 保護シールド」ヨシダ，など)が販売されている(**図5a**, **b**)．ラップフィルムを用いて全体を覆うのもよい(**図5c**)．

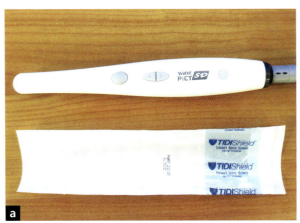
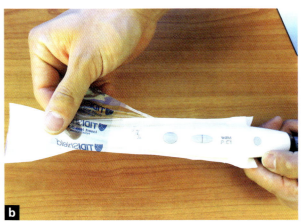

図5a, b　口腔内カメラは，口腔内に挿入する場合はカバーが必要である．歯科メーカーから口腔内カメラ全体を覆う専用のスリーブが販売されている．

PART 3　バリアテクニック

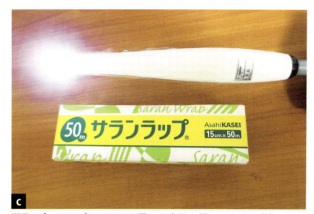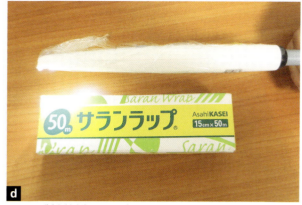

図5c, d　ラップフィルムを用いて全体を覆うのもよい(**c**)．その際，カメラレンズ(先端部)にしわがよらないように注意する(**d**)．

CHAPTER 7　歯科用機器・器具のバリアテクニック

lecture 5

針刺し関連のクリニカルクエスチョン
「一般歯科診療時の院内感染対策に係る指針」[1]に関連した本書での説明と資料④

> 局所麻酔用注射針を片手でリキャップすると，両手でリキャップする場合よりも針刺し事故の防止に有効ですか？【指針[1]質問16より】

　医科領域では注射針のリキャップは厳禁である．なぜなら，針は細く，キャップと重なると見えなくなり，針刺しを起こすためである（**図1**）．しかし歯科診療では，バット内の器具を取るときにキャップされていない注射針で引っかけて針刺しを起こす危険性が高いため，リキャップは必要である．片手でキャップをすくい上げると針が確実にキャップ内に収納されるため，針刺しのリスクを軽減できる（**図2**）．

参考文献
1. 日本歯科医学会厚生労働省委託事業「歯科保健医療情報収集等事業」一般歯科診療時の院内感染対策作業班．一般歯科治療時の院内感染対策に係る指針．2014．

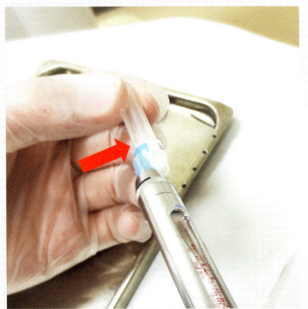

図1　注射針は細く，キャップと重なるとよく見えなくなる．

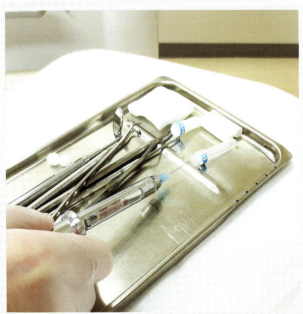

図2　片手ですくい上げると針が確実にキャップ内に収納される．

PART 3　バリアテクニック

CHAPTER 8
そのほかのバリア・感染対策のテクニック，簡便な方法・道具

これまでのCHAPTERで紹介した機器・器具のほかに，歯科用ユニット周辺機器のバリア・消毒の方法などについて解説しよう．

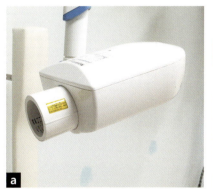 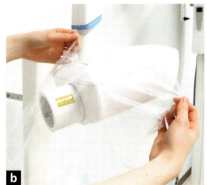 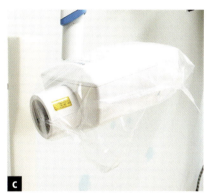

図1a〜c ユニット周辺機器のバリアとしては，デンタルエックス線写真撮影装置が考えられる．フィルムを口腔内にセットした人がコーンを合わせるため，装置全体をカバーすればよい．カバーによってエックス線が減弱することはない．

デンタルエックス線写真撮影装置

デンタルエックス線写真撮影装置は，フィルム・センサーを口腔内にセットした人がコーンを合わせるため，装置全体をカバーすればよい（**図1a〜c**）．

装置本体のカバー以外にも，デジタル撮影用フィルムやイメージングプレートも，口腔内に挿入されて汚染されるため，ラップフィルムによるカバーが必要である．なお，フィルムを外す際は手袋が汚染されるため，汚染された手袋で内部を触らないよう注意が必要である．

印象体

印象体の消毒に関しては，いろいろ議論・方法がある．当科では「ハイゴジェットシステム」（DÜRR DENTAL，93ページ **lecture 4** 参照）を用いている．診療所によって方法・考えが異なるが，印象体は血液・唾液で汚染されているため，持ち運ぶ際には注意が必要である．専用の容器があればよい（**図2**）．

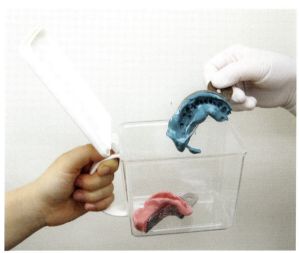

図2 印象物には血液・唾液が付着しており，容器に入れて運ぶとよい（紙コップなどでも代用できる）．

101

CHAPTER 8 そのほかのバリア・感染対策のテクニック，簡便な方法・道具

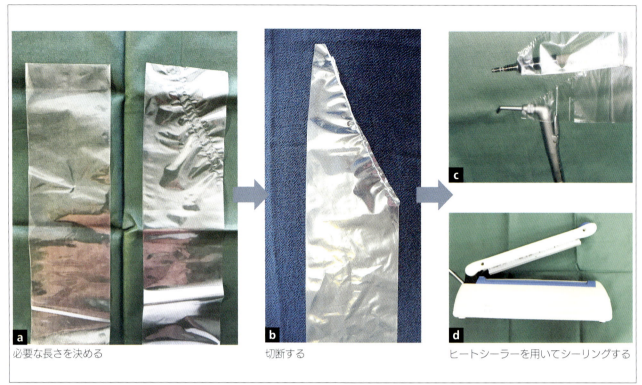

必要な長さを決める　　　　　　　　切断する　　　　　　　　ヒートシーラーを用いてシーリングする

図3　バリア材の作成方法．収納，置き型タイプでホースをカバーしたい場合は，細長いポリエチレン製の袋（傘袋など）を使用すると便利．

日常使いのものも使用できる

歯科用ユニットによってバリアの方法も異なる．バリア材は市販のものがあるが，日常使いのもので代用が可能である．

たとえば，収納・置き型タイプでホースをカバーしたい場合は，細長いポリエチレン製の袋（傘袋など）を使用すると便利である．その場合は，ヒートシーラーを使用してシーリングすることでオリジナルのものを作成できる（**図3**）．その利点は，必要な長さに設定できることや，使用部分の口径に合わせることができるため，治療中にバリアがずれたりする機会を減少させ，快適で安全な使用感を得ることができることである．

感染対策は「なぜ行うのか」「どこが必要か」を理解し（**表1**），「自分が患者であったらどのように思うか」を心に留め，誰でもできる簡便な方法でも，テープ・ラップフィルム・ポリ袋などの色々な道具を用いて工夫すれば，誰でも簡単にできる（**図4**，**5**）．

表1　バリアのエリア．○は必須，△は場合に応じてバリアをする．

治療	ライト	タービン類	バキューム	3way（術者用）	3way（補助者用）	ブラケットテーブル
タービンを使う	○	○	○	○	○	○
超音波スケーラーを使う	○		○	○	△	○
切削器具は使用しない	○		○	○	△	○
切削器具を使用して観血処置をする	○	○	○	○	△	○
調査器具のみ使用する	○		△	△	△	○

102

PART 3 バリアテクニック

図4a〜d バリア材の固定方法（テープ固定）．テープも外しやすいように，先端を折り曲げたものをつくっておくと，すぐに使える（**c**, **d**）．工夫が必要である．

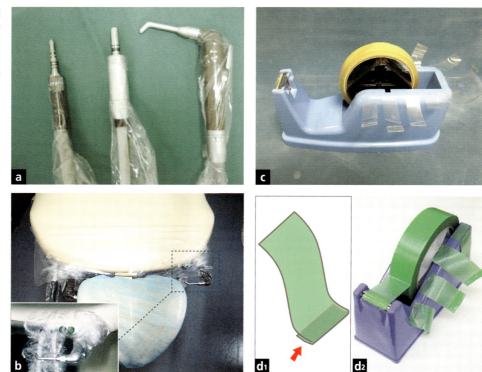

図5 バリアを行う際に便利な道具．

a ラップフィルム
ブラケットテーブルや，アームなど筒状のバリア材の使用が困難なところに使用．

b ポリエチレン袋
ライト・タービン・バキュームホースなどのホルダー部分などを一括して覆いたいときに使用．

c ポリエチレンの袋（傘袋などの筒状）
タービン，バキュームなどホース類のバリアに使用

d テープ（ディスペンサー）
バリア材を固定するのに使用．

e ハサミ
バリア材の大きさを調整するのに使用．

f ヒートシーラー
バリア材を目的に合った形にするために使用．

g マグネット
治療に使用しないエンジンホースなどを退避させるために使用．既製品が販売されており，サイズや用途などによって種類も豊富にある．施設や機器に適合したものを購入して使用．

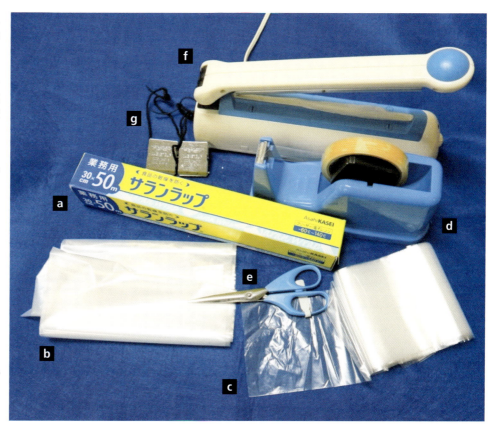

103

CHAPTER 8　そのほかのバリア・感染対策のテクニック，簡便な方法・道具

lecture 6

廃棄物関連のクリニカルクエスチョン
「一般歯科診療時の院内感染対策に係る指針」[1]に関連した本書での説明と資料⑤

> 歯科診療で使用したメスや針などは使用後直ちにユニット内で耐貫通容器に捨てるほうが，他の廃棄物（ガーゼや綿花）と一緒に感染性廃棄物として捨てるより，院内感染防止（職業感染・血液曝露）に有効ですか？
>
> 【指針[1]質問17より】

鋭利なものは，基本的に他の廃棄物と別にすべきである．針棄てボックス(**図1**)を使用する．

参考文献
1. 日本歯科医学会厚生労働省委託事業「歯科保健医療情報収集等事業」一般歯科診療時の院内感染対策作業班．一般歯科治療時の院内感染対策に係る指針．2014.

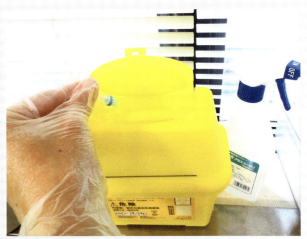

図1　針棄てボックス．

さくいん

英数字

3Way シリンジ　**46, 76**
Ao 値　**31**
ATP　**52**
ATP 拭き取り調査　**52**
B 型肝炎　**11**
C 型肝炎　**11**
CDC　**7, 11**
CDC ガイドライン　**49**
centers for disease control and prevention　**7**
chain of infection　**7, 8**
clinical contact surface　**8**
contamination　**8**
critical　**7**
cross infection　**7, 8**
environment surface　**8**
exposure　**8**
HIV　**11**
house keeping surface　**8**
Hygojet　**93, 101**
isolation precautions　**7**
non-critical　**8**
OSHA　**28**
personal protective equipment　**7**
PPE　**7, 27**
semi-critical　**8**
standard precautions　**7, 8**
wash disinfector　**8**
WD　**31**
zone　**7, 8**

あ

アルコール　**50**
アルミホイル　**63**
インジケーター　**39**
印象体　**101**
印象物　**93**
ウォッシャーディスインフェクター　**31, 32**
エアゾル　**42**
エボラ出血熱　**36**
エンジンホルダー　**77**
汚染　**8**

か

傘袋　**102**
加熱滅菌　**30**
カバーリング　**8**
環境表面　**8, 28**
間接接触　**26**
感染経路　**26**
感染の輪　**7**
器具・器械の消毒・滅菌　**37**
器具除染用洗浄器　**8**
空気感染　**11, 26**
クリティカル　**7, 30, 32**
グルタール製剤　**40**
血液　**10**
高圧蒸気滅菌　**39**
口腔外バキューム　**46, 83**
口腔内カメラ　**98**
高水準消毒　**30**
ゴーグル　**38**
個人防護用具　**27**

さ

細菌検査室　**47**

採血ホルダー　**48**
残留塩素濃度　**42**
次亜塩素酸ナトリウム　**49**
シーラー　**102**
歯科用顕微鏡　**85**
重力加圧式高圧蒸気滅菌器　**39**
真空脱気プレバキューム式高圧蒸気滅菌器　**39**
スタンダードプリコーション　**11**
スピットン　**88**
スポルディングの分類　**7, 30**
スリーブ　**62**
接触感染　**11, 26**
切創　**11**
セミクリティカル　**8, 30, 32**
潜在性感染物質　**28**
相互監視の目　**36**
ゾーン　**7, 20**

た

タービン　**77**
唾液　**10**
タンパク質分解酵素液　**37**
中水準消毒　**30**
中水準消毒剤　**50**
超音波スケーラー　**98**
直接接触　**26**
低水準消毒　**30**
テーブルハンドル　**46**
テーブル表面　**46**
電気メス　**97**
デンタルエックス線写真撮影装置　**101**

105

な

ニトリル手袋　**38**

粘着フィルム　**71**

ノンクリティカル　**8, 30, 32**

は

ハイゴジェットシステム　**93**

ハウスキーピング表面　**8, 34**

バキューム　**46**

バキュームホルダー　**77**

暴露　**8, 38**

バリア　**8, 13, 35**

バリアテクニック　**44**

針刺し　**11, 38**

針刺し事故　**18**

ハンドピース　**12, 19, 30**

ヒートシーラー　**103**

光照射器　**45, 94**

被覆　**8**

飛沫　**26**

飛沫感染　**11, 26**

標準的院内感染対策　**7**

標準予防策　**7, 11, 27**

表面バリア　**49**

フェイスシールドマスク　**22**

物質媒介型感染　**11**

ブルーフィルム　**71**

防御テクニック　**44**

防水ソフトシーツ　**54**

ポリエチレン袋　**77, 103**

ま

マスク　**38**

滅菌　**90**

ら

ライト　**59**

ライトハンドル　**46, 59**

ラッピング　**8, 49**

ラップフイルム　**53**

ラップ材　**52**

臨床的接触表面　**8, 45**

レーザー　**96**

わ

ワクチン　**11**

ワクチン接種　**17**

著者略歴

吉川博政（歯科医師，国立病院機構九州医療センター歯科口腔外科部長）

1958年　福岡県生まれ
1982年　鶴見大学歯学部卒業
1986年　九州大学大学院歯学研究科博士課程（口腔外科）修了
1989年　九州大学歯学部付属病院第1口腔外科助手
1996年　ドイツケルン大学医学部顎顔面外科　文部省在外研究員
1999年　九州大学歯学部附属病院第1口腔外科講師
2002年　国立病院九州医療センター歯科口腔外科医長
2014年　同センター歯科口腔外科／口腔腫瘍・口腔ケアセンター部長

【資格・役職】
歯学博士，九州大学歯学部臨床教授
ICD制度協議会インフェクションコントロールドクター
日本口腔外科学会専門医・指導医
日本静脈経腸学会（JSPEN NST）認定歯科医
日本がん治療認定医機構認定医
日本有病者歯科医療学会認定医・指導医
日本顎顔面インプラント学会指導医
日本口腔感染症学会理事，国立病院機構口腔医療協議会会長，
HIV歯科医療研究会理事，日本口腔外科学会代議員，
日本口腔ケア学会評議員，日本口腔内科学会評議員，
日本有病者歯科医療学会評議員，日本口腔腫瘍学会評議員

前田憲昭（歯科医師，医療法人社団皓歯会顧問）

1947年　和歌山県生まれ
1972年　大阪大学歯学部卒，口腔外科学第1講座入局，大阪大学大学院入学
1975～1976年　米国Temple Univ Fels Research Instituteに研究員として勤務
1977年　大阪大学大学院修了歯学博士
1979年　大阪大学助手
1980年　兵庫医科大学歯科口腔外科学教室助教授

1991年　医療法人社団皓歯会理事長
2002年～2006年　岡山大学歯学部臨床教授
2015年　医療法人社団皓歯会顧問

【活動】
厚生労働省エイズ対策研究事業
HIV感染症の医療体制の整備に関する研究
歯科のHIV診療体制整備研究協力者
日本ラグビーフットボール協会アンチドーピング委員会委員医科学委員会委員
関西ラグビーフットボール協会医務委員会委員

溝部潤子（歯科衛生士，医療法人社団皓歯会・九州歯科大学歯学部口腔保健学科）

1958年　兵庫県生まれ
1980年　兵庫県立総合衛生学院歯科衛生学科卒業
1980年　兵庫医科大学病院歯科口腔外科
1991年　医療法人社団皓歯会
2000年　仏教大学通信教育学部文学部卒業　学士（文学）取得
2007年～2015年　神戸常盤大学短期大学部口腔保健学科　開設準備室着任を経て教授
2011年　大阪大学大学院歯学研究科総合機能口腔科学歯学博士取得
2015年～現在　医療法人社団皓歯会，九州歯科大学歯学部口腔保健学科特別研修員

【資格】
日本歯周病学会認定歯科衛生士
日本口腔感染症学会院内感染予防対策認定歯科衛生士

【活動】
厚生労働科学研究費補助金エイズ対策研究事業　歯科のHIV診療体制整備研究協力者
日本口腔感染症学会　院内感染予防対策認定制度委員会委員
日本歯周病学会評議員，他

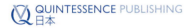

歯科医師・歯科衛生士のための滅菌・消毒・洗浄・バリアテクニック
安価で手間がかからない一般歯科治療時の院内感染対策

2018年6月10日　第1版第1刷発行

著　　者　吉川博政 / 前田憲昭 / 溝部潤子

発 行 人　北峯康充

発 行 所　クインテッセンス出版株式会社
　　　　　東京都文京区本郷3丁目2番6号　〒113-0033
　　　　　クイントハウスビル　電話(03)5842-2270(代表)
　　　　　　　　　　　　　　　(03)5842-2272(営業部)
　　　　　　　　　　　　　　　(03)5842-2275(編集部)
　　　　　web page address　http://www.quint-j.co.jp/

印刷・製本　横山印刷株式会社

Ⓒ2018　クインテッセンス出版株式会社　　　　禁無断転載・複写
Printed in Japan　　　　　　　　　　　　　　落丁本・乱丁本はお取り替えします
ISBN978-4-7812-0626-4　C3047　　　　　　　　定価はカバーに表示してあります